U0349463

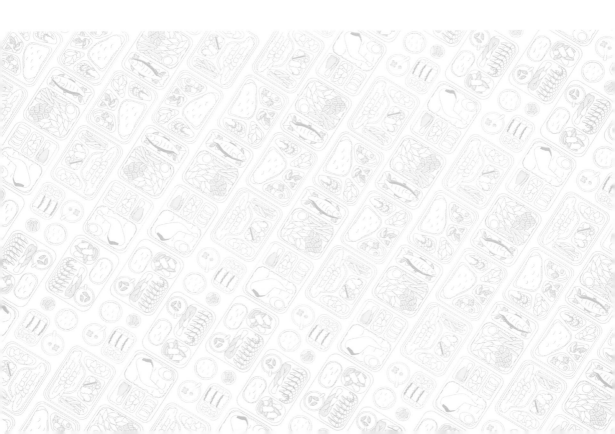

会吃才有健康

会吃才有健康

——把健康之勺掌握在自己手上

陈萌山　孙君茂　著

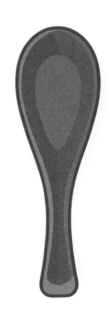

中国农业科学技术出版社

图书在版编目（CIP）数据

会吃才有健康：把健康之勺掌握在自己手上 / 陈萌山，孙君茂著 . — 北京：中国农业科学技术出版社，2020.10
ISBN 978-7-5116-4736-8

Ⅰ . ①会… Ⅱ . ①陈… ②孙… Ⅲ . ①饮食营养学—基本知识 Ⅳ . ① R155.1

中国版本图书馆 CIP 数据核字（2020）第 078418 号

责任编辑	周　朋　徐　毅	
责任校对	贾海霞	
插　　画	张天瑜	

出 版 者　中国农业科学技术出版社
　　　　　北京市中关村南大街 12 号　邮编：100081
电　　话　（010）82106643（编辑室）（010）82109704（发行部）
　　　　　（010）82109702（读者服务部）
传　　真　（010）82106631
网　　址　http://www.castp.cn
经 销 者　各地新华书店
印 刷 者　北京科信印刷有限公司
开　　本　710 毫米 ×1 000 毫米 1 /16
印　　张　8
字　　数　85 千字
版　　次　2020 年 10 月第 1 版　2020 年 10 月第 1 次印刷
定　　价　48.00 元

民以食为天。古今中外，农业最基本、最重要、最主体的功能一直都是解决好人的吃饭问题。对于拥有 14 亿人口的中国，米袋子、菜篮子、果盘子、奶瓶子等食物供给保障愈加重要。习近平总书记一再强调，中国人的饭碗任何时候都要牢牢端在自己手上，我们的饭碗应该主要装中国粮。农业的根本出路在于科技，"藏粮于技"是多年来在生产实践中总结出来的有效路径。当前，农业关键核心技术已成为发达国家农业科技创新竞相抢占的战略制高点，成为农业科技国际竞争公认的硬实力。近年来，我国农业科技事业取得了长足发展，围绕品种更新换代、土壤改良保育、化肥农药减量及替代、抗生素减量及替代、机器换人、营养转型、加工增值、人造（肉）食品、设施农业、种养循环模式创新、农业废弃物资源化利用、乡村环境治理工程等领域，着力突破关键核心技术，抢占事关长远和全局的战略制高点。实现农业连年丰收、14 亿人食物能够有效供给，科技创新是主动力，功不可没。

食养天下人。当前食物供给与需求总量已经基本平衡，但食物内部结构是否合理？这需从百姓饮食健康的需求来考量。以吃饱饭为目标的时代已经成为过去，社会主要矛盾已经转变为人民日益增长的美好生活需要和不平衡不充分的发展之间的矛盾，吃得安全、吃得健康、吃得愉悦是当今社会的主流追求。这就要求我们农业生产部门要站在食物需求侧，加快农业供给侧结构性改革。

陈萌山同志曾在农业农村部系统多个单位的主要领导岗位任职，又曾任中国农业科学院党组书记，熟稔"三农"工作与农业科技工作，作出了许多创造性贡献。2016 年起按照部党组安排，又肩负起国家食物与营养咨询委员会主任的工作，对于食物发展、饮食营养、居民健康等有了更全面的把握和更深入的研究。在国务院领导同志以及农业农村部、国家卫生健康委员会的支持下，正带领专家研究编制《中国食物与营养发展纲要（2021—2035 年）》，为基本实现现代化的食物与营养发展目标把舵定盘。在 2020 年新型冠状肺炎疫情防控期间，中国农科院党组请萌山同志担任驻鄂员工与学生党员的临时支部书记。其间，他利用居家时间写了 10 多篇关于健康饮食的科普文章，分享给驻鄂党员，成为大家抗击疫情的饮食宝典和精神食粮。欣闻他为顺应大家要求，与孙君茂研究员一起研究完善形成了《会吃才有健康——把健康之勺掌握在自己手上》科普读物，我主动写下此篇，以表钦佩。

中国农业科学院院长

中国工程院院士　唐华俊

怎么吃才是吃得好？这个问题的答案在社会发展的不同阶段是很不相同的。中国从封建社会时期直到改革开放、经济高速发展以前，餐餐有荤、大鱼大肉是吃得好的重要标志，也是大家十分向往的。无论是自觉还是不自觉的，这个观念在当今国人心目中还是普遍存在的，甚至是根深蒂固的。现在时代不同了，社会各方面发生了翻天覆地的变化，食品供应十分丰富，食品消费支出占收入的比例越来越小。对于许多人来讲，想吃什么就能吃什么。于是乎，肥胖、高血压、冠心病、糖尿病等本来很少见的慢性病就成了国人健康和生命的主要杀手。情况是很清楚的，必须要改变吃大鱼大肉才是吃得好的错误观念，而转变为注重均衡营养和平衡膳食的科学理念。通俗地讲，就是要把"吃出健康"这个新概念深入人心，进一步变成全民的行动。宣传教育有"知、信、行"三部曲，首先是"知"，即提高广大民众的营养与健康知识。

陈萌山先生在 2020 年防控新型冠状病毒肺炎之际，在湖北老家宅居，忧国忧民，写了多篇关于健康饮食的科普文章。这些文章的主题针对当前国人的饮食误区，深入浅出、通俗易懂。为顺应和满足大家要求，他与孙君茂研究员一起在将之补充完善后著成《会吃才有健康——把健康之勺掌握在自己手上》一书。我深信这本书的出版对于引导大众正确地吃、吃出健康，能发挥积极的作用。

国家食品安全风险评估中心总顾问

中国工程院院士

在出版《会吃才有健康——把健康之勺掌握在自己手上》一书之前，写下下面这段话，意在表明当时的撰写背景和我的初衷。

根据工作需要和组织安排，我有幸于 2016 年 9 月担任国家食物与营养咨询委员会主任。2019 年以来，按照国务院领导的批示要求，我们围绕研究编制《中国食物与营养发展纲要（ 2021—2035 年 ）》开展了一系列调查研究。在调研过程中，深切感受到城乡居民在科学饮食方面存在很多问题，全面小康社会来了，大家却似乎越来越不会吃了。

2020 年春节期间，我回故乡湖北陪同老母亲迎接新春到来。1 月 23 日武汉因新型冠状病毒肺炎疫情严重宣布"封城"，随后，整个湖北省疫情告急。

我在湖北乡下、在全国抗击疫情的日子里，分期把自己学习到的一些知识和想法，写成十多篇科普短文，包括饮食的逻辑、饮食误区、饮食健康理念和饮食文化等，与在鄂的中国农业科学院员工以及我的朋友们分享，希望能够帮助大家科学饮食、增强免疫力、保持身心健康。这些健康饮食科普短文，是这本书的基础骨架。

这些短文随着传播，受到了越来越多的人的喜爱，多个协会、学会的新媒体平台对其进行了转载、摘选，大家认为这些科普短文很有价值，希望可以出版。我特别请孙君茂研究员在原来基础上进行充实优化，形成一本图文并茂的科普图书。中国农业科学院院长唐华俊院士、国家食品安全风险评估中心总顾问陈君石院士为此书作序，给予我莫大鼓励和支持，在此特表衷心的感谢。我要感谢德艺双馨艺术家、当代魏碑书法领军人物谢云生先生为本书题写书名。我还要感谢我的夫人袁萍，她通读了样书，提出了许多宝贵的意见。中国农业科学院办公室秦朗、中国农业科学技术出版社周朋、农业农村部食物营养所聂莹等同志为这本书的出版做了许多具体工作，在此一并表示感谢。

陈萌山

2020 年 3 月

目 CONTENTS

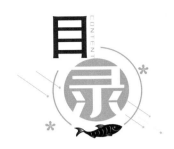

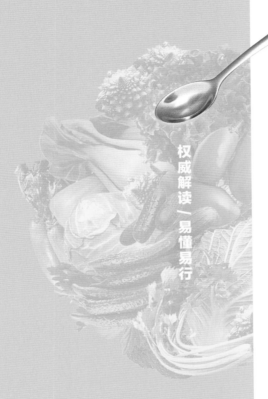

健康的饮食理念

权威解读／易懂易行

会吃才有健康

——把健康之勺掌握在自己手上

饮食与健康的逻辑关系

　　食物都有营养，营养给予你健康、智慧和力量。但是，会吃，才有健康；会吃，才能增加智慧和力量。因此，"会吃"是一门值得每个人系统学习的大学问。在穷困潦倒的时候，人们面对吃饭只有一个烦恼，就是要千方百计想办法让自己填饱肚子；等富裕了，吃饱饭已经不是问题，但是人们的烦恼却有增无减，越来越不会吃，越来越不敢吃了。

　　通过各种食物摄取营养，保证行为活动所需要的能量和身体机能的正常运转，是自然界所有动物生存、繁衍和发展的本能。在从自然界获取食物的过程中，人们发现有些东西不能吃，有些吃多了不好，有些要多吃身体才更有劲儿，有些用火烤烤更好吃……直到近代，随着物理学、化学、生物学和医学的极大发展，人们才慢慢清楚，我们所吃的食物是由各种各样的元素构成的，这些元素中有许多是人体为维持正常代谢、生长发育、免疫功能等必须要从食物中摄入的。摄取食物就是为了从食物中汲取养料以及时补充人体代谢掉的各种元素，这个"生物学过程"或

摄入　　　　　　　　消耗

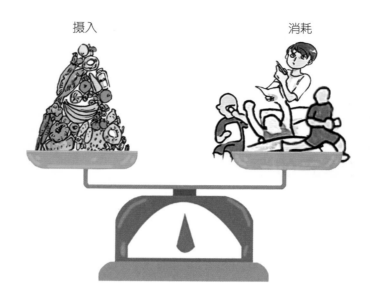

是"作用"，我们称之为营养。

在上述生物学过程中，所摄取的元素是否刚好达到需要补充的量，就决定了我们的营养状况：如果摄取的食物中所含的元素组合起来，刚好能补充缺失的元素，说明营养状况良好，理论上来讲人体就会保持健康的状态；如果某种或者某几种元素过量或者不足，营养状况不好，人体就会产生相应的问题，影响人的正常生活，即导致"不健康"。现举一例说明：众所周知，维生素C（又称抗坏血酸）是一种人体无法自身合成，但又至关重要的水溶性维生素，其主要来源是新鲜的水果与蔬菜。维生素C不仅具有显著的还原作用，使有机体免受氧化反应带来的损害，还是参与人体胶原蛋白合成的重要物质，并且可以预防缺铁性贫血等。我们如果坚持每天摄入适量的且种类较丰富的水果和蔬菜，其中所含的维生素 C 会在小肠被吸收，进而运送至血液，并转移至人体所需要的各组织，维持人体健康状态。若人体长期缺乏维生素 C 的摄入，就会产生牙龈出血、疲劳倦怠等症状，最终导致维生素 C 缺乏症（坏血病）的发生。同理，维生素 C 虽然对人体健康必不可少，但摄入过多会引起腹泻、胃液反流，严重情况下可致溶血甚至致死。

因此可以讲，饮食决定了营养状况，营养状况又会直接反映到人的健康水平上来。2019 年，世界卫生组织（World Health Organization，WHO）公布了"全球十大健康威胁"，其中非传染性疾病（如糖尿病、癌症、心脏病）仅次于空气污染和气候变化，居第二位。报告显示，因非传染性疾病死亡的人数占全球死亡人数的 70% 以上（4 100 万），这其中包括 1 500 万年龄在 30 ~ 69 岁、属于过早死的人群。导致这些非传染性疾病产生的主要因素有吸烟、缺乏运动、饮酒、不健康的饮食习惯和环境污染，并有研究显示不健康的饮食习惯比吸烟和饮酒带来的健康威胁更大[1]。

有研究者[2]曾利用"新加坡华人健康研究"——亚洲最大的

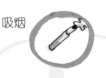

吸烟　饮酒

导致非传染性
疾病的原因

缺乏运动　环境污染

不健康的
饮食习惯

人群队列研究之一，研究膳食因素与 2 型糖尿病发病风险之间的关联。该研究确定了世界公认的 5 种健康膳食模型与 2 型糖尿病发病风险呈负相关，也就是说，凡是采用少油少盐、多食水果蔬菜和全谷物饮食方式的人群，其患病风险会明显降低。研究结果还发现红肉及加工肉制品、含糖饮料的过多摄入会使 2 型糖尿病患病风险显著升高，而全谷物和咖啡的适量摄入会明显降低 2 型糖尿病患病风险。

随着时代进步和经济社会快速发展，人民群众食物品类更加丰富多样，现代人饮食问题也不单单局限在某种营养素摄入过少或过多这种简单的"量"的问题，而是体现在我们的食物消费结构、饮食文化、生活习惯等方面。相比于以前，现代人更会选择精细粮、过度加工的方便食品以及口味偏重的食品，由此衍生出的问题也逐步暴露出来。超重和肥胖、隐性饥饿正困扰着我国大部分地区的城乡居民，膳食不合理已经成为引发心脑血管疾病，以及糖尿病等代谢性疾病的首要因素。

2019 年在美国《内科医学年鉴》杂志官网发布的一项研究数据显示，2004—2014 年，中国全身性肥胖率已增长了 2 倍多，腹部肥胖的肥胖率增长超过了 50%[3]。据世界著名医学杂志《柳叶刀》在 2016 年发布的数据显示，中国男性和女性的肥胖率已分别达到 16.3% 和 12.4%，肥胖总人数超过美国，高居世界第一[4]。2017 年北京大学医学部公共卫生学院联合多家单位发布的

《中国儿童肥胖报告》显示：2014 年中国学龄儿童城市男女生超重肥胖检出率已分别达到 28.2% 和 16.4%，农村男女生也分别达到 20.3% 和 12.8%，儿童肥胖开始全国流行。中国工程院王陇德院士在 2019 年 "第二届国际预防医疗大会" 所做的报告中指出，目前中国慢性病患者高达 2.6 亿，因慢性病导致的死亡人数占总死亡人数的 86.6%。WHO 在 20 世纪 90 年代通过全球调查表明，在影响健康和寿命的主要因素中，生活方式和行为习惯占 60%，环境因素占 17%，遗传因素占 15%，医疗服务条件只占 8%[5]。"吃" 出来的问题将越来越严重地威胁老百姓的身体健康。

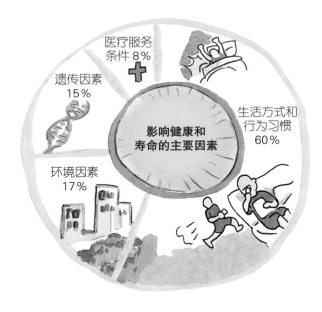

这次新冠肺炎疫情的爆发，或许与人类食用野生动物没有直接关系。但是，不得不承认，人们不健康的饮食习惯存在着巨大

的安全隐患。因此，我们确实应该系统分析一下目前大部分人在饮食上有什么问题，怎样才能放心地吃，吃得更加科学，吃得更加健康。

营养在全生命过程中都至关重要

从胎儿时期一直到老年期，时刻保持充足合理的营养摄入对我们身体发育和健康至关重要。在 2019 年全国两会"健康中国人"圆桌论坛上，北京大学医学部公共卫生学院的马冠生教授在做"2019 年'营养中国行·走进伊利'"报告时讲，人在胎儿和婴幼儿时期，如果不注意均衡营养，很容易导致微量营养素摄入不足或缺乏，直接影响胎儿、儿童的体格与智力发育。如以百分制评价，其中微量营养素不足，可导致智商降低 15 分，缺铁可导致智商降低 5 ～ 8 分，这些缺陷在年龄稍大时乃至未来一生都无法得到弥补。因此，我们再苦，不能苦孩子；再苦，不能苦肚子。营养对人体生长发育的功效，也是"过了这一村，就没有那个店"。

还有一个很有趣的科学故事，说的是英国学者巴克在 1986 年发现，人类成年后患有各种心脑血管疾病可能是由于

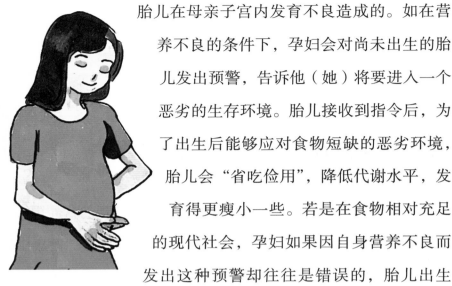

胎儿在母亲子宫内发育不良造成的。如在营养不良的条件下，孕妇会对尚未出生的胎儿发出预警，告诉他（她）将要进入一个恶劣的生存环境。胎儿接收到指令后，为了出生后能够应对食物短缺的恶劣环境，胎儿会"省吃俭用"，降低代谢水平，发育得更瘦小一些。若是在食物相对充足的现代社会，孕妇如果因自身营养不良而发出这种预警却往往是错误的，胎儿出生后面临的环境不仅不恶劣，反而物质非常丰富，这就对孩子产生了非常不利的影响。因为一旦在胎儿期启动了瘦小表型的发育机制，那么出生后遇到高营养水平的环境，就会发生快速的"赶上生长"，引发许多成年之后的身体问题。比如，出生时体重较轻的人如果后来营养十分丰富，那么他们患肥胖、冠心病、糖尿病、高血压的风险就会大大增加。由此可见，孕期营养尤为重要，其不仅关系到孕妇在此特殊时期是否处于健康状态，还直接关系到下一代的身体素质。

青少年时期是人体迅速生长发育的关键时期，身体和生理机能都发生急速变化，可称为第二加速期。此时大多数青少年处于学业紧张、活动量大的状态，尤其是在生长高峰期，每日营养素和能量消耗比刚开始发育前要增加2倍多。这个时期，青少年的身高、体重、肩宽、胸围都会发生非常明显的变化。如果在该时期营养没有及时跟上，很容易造成生长迟缓甚至停滞。青少年在日常膳食中更应该参照《中国居民膳食指南》与《中国居民膳食宝塔》进行合理饮食，尤其是加强对优质蛋白质、碳水化合物、脂肪、维生素和各种矿物质的合理均衡摄入。现今中国青少年

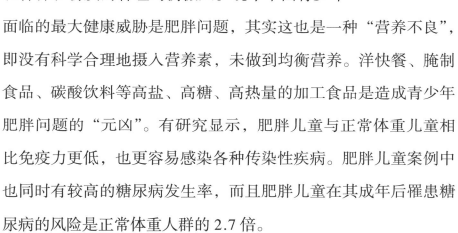

面临的最大健康威胁是肥胖问题，其实这也是一种"营养不良"，即没有科学合理地摄入营养素，未做到均衡营养。洋快餐、腌制食品、碳酸饮料等高盐、高糖、高热量的加工食品是造成青少年肥胖问题的"元凶"。有研究显示，肥胖儿童与正常体重儿童相比免疫力更低，也更容易感染各种传染性疾病。肥胖儿童案例中也同时有较高的糖尿病发生率，而且肥胖儿童在其成年后罹患糖尿病的风险是正常体重人群的 2.7 倍。

人到中年，身负家庭和社会双重压力、双重责任，在吃的问题上，最容易放弃要求，不舍得花时间，总是凑合一顿又一顿，营养长期不均衡。如此下去，就会造成营养失衡，出现肥胖、免疫力下降、忧郁、失眠或者经常感冒等症状，身体频拉警报，影响正常工作和生活。经济合作与发展组织（Organization for Economic

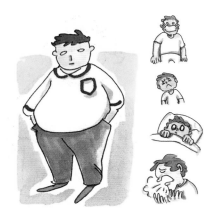

Cooperation and Development, OECD）在发布的《肥胖重负：预防经济学》报告中指出：世界多国急需"瘦身"，若不加以控制，到 2050 年世界发达国家、富裕地区的人均寿命会减少 3 年，估计有 9 000 万人"因肥丧命"。中年人还经常处于一种"亚健康"状态。"亚健康"并非一个医学概念，人们通常用之指一种身体介于健康和疾病之间的状态：器官、组织没有功能上的病变和缺陷，但人体经常会感到疲劳、反应迟钝、情绪不佳、失眠多梦、腰酸背痛等。

当人到了 65 岁步入老年期后，身体各项机能相较于之前的时期均出现不同程度的明显下降和衰退，再加上有些因不良生活习惯而显现的各种疾病，使老年人成为整体免疫力较低的人群。而正是因为这样，在这敏感时期，也更加凸显科学饮食营养的重要性。营养结构不合理、摄入量过多过少，都会增加身体脏器负担，引发或加重各种慢性病，直接影响老年人的生活状态与生命质量。研究人员曾研究过膳食模式与

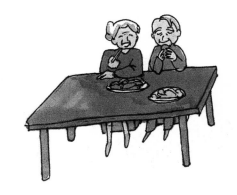

老年人认知水平之间的关系，研究结果表明：膳食多样性评分（评分越高表明膳食多样性越好）与老年人认知受损风险呈显著负相关，并且在高龄老年人中愈加明显；谷物蔬果模式（主要摄入谷物、杂豆、蔬菜和水果等的饮食模式）的评分与 2 年后认知受损和认知下降风险呈显著负相关，但肉类大豆模式（摄入适量满足中国居民膳食指南要求的肉类和大豆制品，而蔬果、谷物摄入较少）与其无关联；心血管风险膳食模式评分与老年人认知受损患病风险呈显著正相关，且在年龄较轻的中年人人群中更明显。此外还发现肾功能健康膳食模式评分与认知下降风险呈显著负相关[6]。

在人体不同的生长发育阶段，不同的营养素各自肩负不同的使命，需要补充的量也不尽相同。人的骨量随年龄的变化而变化，35 岁达到峰值骨量，随后呈平行或下降态势。在儿童与青少年骨量上升时期和老年骨量加速下降时期，就需要加大钙的摄入。营养专家指出：婴幼儿需要吸收充足的钙以预防佝偻病；儿童摄入充足的钙，有利于增加骨密度；成年人不缺钙，可以保持体格健壮；老年人补充钙，可防骨质疏松。在国家卫生健康委员会颁布的"中国居民膳食营养素参考摄入量"标准中，同样也是对同一种营养素的摄入量按照不同的年龄段进行规定。例如在 1 岁时，钙的推荐摄入量是 600 毫克 / 天，到 7 岁即为 1 000 毫克/天，18 岁以后降为 800 毫克 / 天，但 50 岁以后又升至 1 000 毫克 / 天。

而对于处在孕期的成年女性来说，孕早期（1 ～ 12 周）钙的推荐摄入量为 800 毫克 / 天，孕中晚期（≥ 13 周）和哺乳期钙的摄入量均为 1 000 毫克 / 天。需要特别指出的是，人体不同阶段的营养需求，一般是可以通过各种食物来满足的，我们要理性对待名目繁多的营养补充剂和其他保健品。

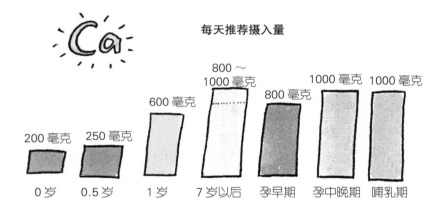

每天推荐摄入量

2019 年，国家卫生健康委员会制定并公布了《健康中国行（2019—2030 年）》，这相当于国家发布的一部适合中国居民的"健康宝典"。该"宝典"中制定了 15 个重大行动，其中"合理膳食行动"列第二位。该行动中指出"合理膳食是健康的基础。研究结果显示，饮食风险因素导致的疾病负担占到 15.9%，已成为影响人群健康的主要危险因素"，并"旨在对一般人群、超重和肥胖人群、贫血与消瘦等营养不良人群、孕妇和婴幼儿等特定人群，分别给出膳食指导建议，并提出政府和社会采取的主要举措"。

2019 年 4 月，WHO 发布了《基本营养行动：纳入全生命周期的重要举措》（*Essential Nutrition Actions: Mainstreaming Nutrition throughout the Life-course*），这里的"全生命周期"包括人类从婴儿期、儿童期、青少年期、成年期到老年期的整个生命过程中的各个阶段。在该举措中，WHO 特别强调了全球各国政府各部门合作、生命全周期相关营养措施推荐以及紧急情况下的营养干预。相关机构需要更加重视营养是解决"肥胖"和"营养不良"双重负担的关键问题。此项报告的发布旨在帮助决策过程中将营养干预措施纳入国家卫生政策、健康保健战略和行动计划之中。营养是所有人的健康和幸福的基础，让我们更加主动、更加自觉地行动起来，用心做好生命各阶段的营养管理，不断地为健康快乐的人生增加"储蓄"。

膳食多样化，一个都不能少

人体所需的营养素多种多样，其中有 40 多种营养素人体自身不能合成或合成过少，例如：人体可以合成部分脂类，但是不能合成必需脂肪酸，或者合成速度慢以致无法满足机体需要；人体合成蛋白质需要 20 种氨基酸，其中有 8 种必需氨基酸是人体不能合成的；糖类大部分不能被人体合成；无机盐均不能被合成；大部分维生素也不能被合成。我们普通人，不一定要对这些知识了解得那么精细具体，只要懂得这些人体不能合成的营养素，是必须通过饮食摄入以满足人体的基本代谢需要就够了。故"具体吃什么"就显得尤为关键，不过这个关键问题的答案却很简单，那就是"什么都要吃"。

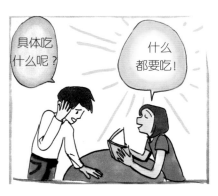

去年我聆听了一位营养学教授的报告，在报告中他特别强调蛋白质、碳水化合物、脂肪是人体的三大宏量营养素，也是产能营养素，为人体提供

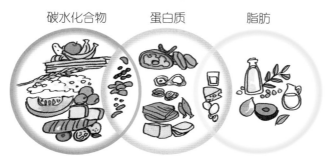

三大宏量营养素

碳水化合物　　　　蛋白质　　　　脂肪

代谢所需要的能量，对人体基础生命活动至关重要。

　　在战争年代和粮食歉收的时候，由于粮食和副食品短缺危机，导致人体所需的最基本宏量营养素严重缺乏，使中国人整体身体素质受到很大威胁。在当代社会，这种营养不良的现象也有发生，如在"安徽阜阳大头娃娃"事件中，受害的婴幼儿就是典型的因蛋白质缺乏而造成严重营养不良的例子。因为不法商家违法添加"三聚氰胺"，造成奶粉中蛋白质含量达标的假象，而使长期食用该品牌奶粉的婴幼儿蛋白质摄入量严重缺乏，出现重度营养不良症状（三聚氰胺本身亦有毒性）。

　　有人看到这里会说，现代人生活质量与之前比已经发生了翻天覆地的变化，食品质量与安全问题也成为社会各界最为关注的问题之一，以上所述的营养不良现象肯定不会再发生了。的确，随着我国经济与法制社会建设快速发展，我们平日所说的那种"实打实的饿"的营养不良现象鲜有发生，可是另一种称为"隐性饥饿"的现象却困扰着现代人，其带来的后果不亚于上面所说的"实打实的饿"。那什么是"隐性饥饿"呢？如果说"实打实的饿"是因为缺乏宏量营养素而无法满足人体日常的基本代谢，那"隐性饥饿"就是因为微量营养素（维生素、矿物质等）的缺乏，导致人们的身体健康受到威胁。面临"隐性饥饿"困扰的人群，他们的肚子不会感到饿，但他们会因为平日饮食不均衡而导致身体所需的微量营养素短缺，进而引发相应病症。

2019年第39个"世界粮食日"的主题就是"行动造就未来，健康饮食实现零饥饿"，这也是首次将"隐性饥饿"与健康饮食联系在一起的世界粮食日主题。据联合国粮食及农业组织（Food and Agriculture Organization of the United Nations, FAO）的资料显示，目前全球有20亿人正饱受"隐性饥饿"的困扰，其中中国"隐性饥饿"的人口已达到3亿。有研究发现，在"亚健康"状态下，人体实际上是处于"细胞隐性饥饿"的状态。人体70%的慢性疾病，包括心脑血管疾病、糖尿病、肝胆疾病、骨关节疾病、肥胖症等，都与人体"细胞隐性饥饿"有关[7]。

绝大多数的维生素和矿物质是人体自身无法合成的，只能从外界食物中摄取。别看它们在人体中含量甚少，也不能为人体代

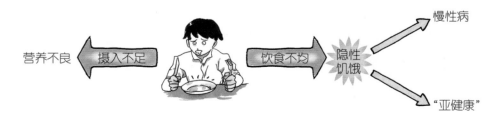

谢提供能量，但它们直接关系到人体的正常运转。缺乏维生素 A 可能导致夜盲症。在抗美援朝期间，发生过一些战士晚上看不见东西严重影响作战能力的现象。后来紧急从国内派了两名医学教授去诊断，结果发现竟然是因缺乏维生素 A 导致的夜盲症，他们建议战士们立即煮松枝水喝、采野菜吃，症状果然就好转了。不同维生素和矿物质的缺乏会给人们带来不同的疾病，表 1 列出了一些在生活中常见的由"隐性饥饿"导致的病症。

表 1　常见维生素和矿物质缺乏导致的病症 [8-10]

营养素	病　症
钙	皮肤、血管、晶状体等软组织缺乏弹性，失眠、烦躁不安、肌肉抽搐，儿童生长发育迟缓，孕妇易患高血压、产后牙齿松动，老年人骨质疏松
铁	缺铁性贫血，精神萎靡，皮肤、毛发无光泽，面色白、唇无血色，免疫力差
锌	儿童生长缓慢、厌食、有异食癖，影响机体抗氧化反应进而引发心脑血管疾病，影响胰岛素分泌引发糖尿病，男性生殖能力下降
碘	地方性甲状腺肿，造成孕妇流产、死胎现象，影响儿童智力发育
维生素A	夜盲症、干眼症，皮肤干燥、易角质化，儿童易反复呼吸道感染
B族维生素	维生素 B_1：脚气病；维生素 B_2：口角炎、皮炎等皮肤、黏膜炎症；维生素 B_6：皮疹、肌肉抽搐、情绪易变、肠胃疾病；叶酸：影响胚胎发育，导致新生儿畸形
维生素C	坏血病，表现为黏膜下出血、易怒、疲惫乏力等
维生素D	佝偻症，多发于婴幼儿，初期多汗、夜啼、枕秃，中后期为"X"或"O"形腿等骨骼畸形现象

合理均衡营养，是讲由膳食提供人体的营养成分不仅种类要齐全，在数量上也要合理，才能够保证机体正常运转。"隐性饥

饿"固然可怕，但这并不意味着因一种食物富含某种维生素，我们就要长期吃、大量吃它。《健康中国行动（2019—2030年）》中提倡每日摄入食物种类不少于12种，每周不少于25种。这是因为不同食物中含有的营养素不同，没有哪一种食物包含了所有的营养，不能过分迷信单一食物的营养，更不要偏食。

以食用油为例，我们目前经常食用的油脂多为植物油，植物油中多为不饱和脂肪酸，其中有人体必须从外界摄入的必需脂肪酸（主要包括单不饱和脂肪酸和omega-3、omega-6两种多不饱和脂肪酸）。但不同种类的植物油所含不饱和脂肪酸的种类也各异。例如，橄榄油中主要是单不饱和脂肪酸，亚麻籽油中主要含omega-3多不饱和脂肪酸，大豆油、玉米油、葵花籽油中则主要含omega-6多不饱和脂肪酸。研究表明，长期摄入omega-6与omega-3比值过高的油反而会引发肥胖和心血管疾病[11,12]。长期只吃一种油是不合理的，可以家中常备两三种油轮换着吃，例如炒菜用大豆油，凉拌菜就选择橄榄油，这种油吃完了再换另外一种油吃，如此才能保证我们对脂肪酸的均衡摄入（此部分在本书"误区之三：油多味好"中也会提到）。

每种营养素的摄入量都有一定的范围，一旦过量则可能适得其反。比如维生素A，它的主要作用是维持人体正常生长发育、保证机体的正常免疫功能，也是防治夜盲症的良药。但长期过量摄入，也会产生不良的后果。专家给我讲过这样一个例子：一家人认为胡萝卜好，早上胡萝卜炖牛肉，中午炸胡萝卜丸子，晚上喝胡萝卜汁，结果由于胡萝卜吃得太多，得了高 β-胡萝卜素血症，全身发黄。再比如维生素 C，有保护细胞、增强白细胞及抗体的活性等功能，而大量服用维生素 C 可引起胃痛和肠功能失调，还可影响红细胞的产生，使人身体虚弱、疲劳，并可能降低女性的生育能力。故只有保证每日多种食物的均衡摄入（通俗讲就是"每种都吃，但每种都不吃多"），才可避免人体某种营养素摄入过量的情况发生。

其实，无论是生活还是工作，适可而止都是很重要的原则。营养要适量，就是要懂得适可而止，要讲究适度，既要防止摄入不足、有所偏废，也要防止大吃大喝、过犹不及。把握好这一原则，是哲学上的"度"，更是生活中的"智"。适度营养，才能处理好饮食与健康的关系，从而更加智慧地经营好生活与工作。

有人说，每周要保证吃不少于 25 种的食物，并做到在"种类"和"量"上的合理均衡不好实现，其实这并非难事。比如在购买食材时改掉习惯性挑选某一种食物的做法，而是在超市选

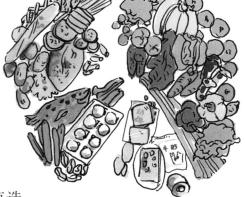

购平日很少买的同类"新朋友"作为"老朋友"的替代品。另外，同类食物可以选择一次性购买三种以上。以买水果为例，平日我只买苹果，这次我换成了梨、桃子和葡萄，每次吃的时候切个混合果盘，就将一种变成了三种。还有，在煮粥时改掉单纯煮大米粥或小米粥的习惯，而是再放上些糙米、燕麦，一份营养丰富的杂粮粥就做成了。

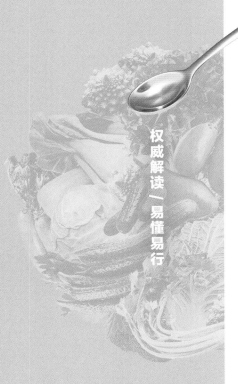

饮食的误区

权威解读／易懂易行

会吃才有健康
——把健康之勺掌握在自己手上

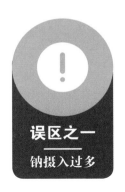

误区之一

——

钠摄入过多

世界著名医学杂志《柳叶刀》在 2019 年 4 月 3 日首次发布了全球饮食领域的大规模研究报告[1]，该报告研究和公布了全球 195 个国家和地区因饮食结构不合理造成的高死亡率和疾病负担。这项统计时间长达 30 年的大型研究得出了不少令人震惊的结论，其中一条就是"中国因为饮食结构问题造成的心脑血管疾病死亡率、癌症死亡率在世界人口前 20 的大国中居首位"。报告还指出，在中国居民饮食结构问题中，高钠饮食现象尤为突出。该研究报告称：仅 2017 年，全球因高钠饮食死亡人数达 300 万，而中国作为高钠饮食重灾区，居民钠摄入量严重超标。据该报告统计，中国居民平均每日食盐摄入量在 8 克以上；我国最新的统计数据显示，这一数据为 10.5 克。而《中国居民膳食指南（2016）》推荐的每日食盐摄入量应少于 6 克，《柳叶刀》杂志在该报告中食盐的推荐摄入量则更为严格，认为最佳标准在 3 克左右。

食盐的主要化学成分是氯化钠，不仅是人们膳食中必不可少的调味品，而且是人体维持生命必不可少的物质。作为离子型化合物，氯化钠在人体以钠离子和氯离子的形式主要存在于细胞外液中。钠离子和氯离子的主要生理功能是维持人体细胞外液的渗透压、参与体内酸碱平衡调节，氯离子在体内会参与胃酸的生成。此外，钠离子在维持神经和肌肉的正常兴奋性上也有作用。我们平日常说的生理盐水即浓度为 0.9% 氯化钠水溶液，因其与血浆拥有相同的渗透压而广泛应用于医药领域，作为体液的替代物用于治疗及预防脱水等。总之，食盐在人的生命运动中起到至关重要的作用。

然而，食盐摄入过多，会引起血压和血浆胆固醇升高，促使动脉粥样硬化，增加肾脏负担。日常生活中，高盐饮食能抑制呼吸道细胞的活性，抑制其抗病能力，同时还减少唾液分泌，使口腔内溶菌酶减少，增加病毒和病菌感染上呼吸道的机会。尤其对于中老年人，食盐摄入过多还会加快骨钙丢失，使其患骨质疏松症的风险增高。此外，高盐饮食还可破坏胃黏膜，进而诱发胃癌。世界癌症研究基金会开展的高盐腌制饮食与胃癌相关性的研究表明：若能减少每日最大推荐盐摄入量，可降低 1/7 的胃癌发病率[13]。同时，高盐饮食可增加幽门螺杆菌感染的风险，两者致病的协同作用可进一步提高胃癌发生发展的风险[14]。近年来，亦有研究表明高盐饮食可引发阿尔茨海默病。2019 年 10 月，英国《自然》杂志公布了一项新的研究结果显示，高盐饮食可引发与阿尔茨海默病相关的脑部组织变化，或与导致阿尔茨海默病的特定的 tau 蛋白积蓄有关。研究人员对小鼠进行 36 周高盐喂食，在第 4 周时小鼠大脑里的 tau 蛋白开始蓄积，12 周后小鼠认知物体、记忆路线能力逐渐变弱，与此同时，大脑血管变窄阻止了营养物质运输，此为血管性阿尔茨海默病征兆[15]。

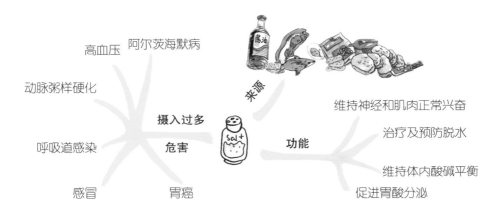

国人爱吃盐的喜好与我们的传统饮食文化密不可分。一是食盐腌制的食物能够长久保存，且经过风干、发酵等步骤后会形成独特的风味物质，味道鲜美。在我国许多地区都有若干种独具地方特色的腌制食物，比如榨菜、火腿、臭鳜鱼、腊肠、酱板鸭、咸鸭蛋、咸鱼、腐乳等，并由此衍生出许多久负盛名的菜式。可以说，腌制食物已深深融入中国传统饮食文化当中。我的老家就有用盐腌制猪肉和河鱼的习惯，虽然其中饱含浓浓的乡情，但的确很咸很咸。据测量，100 克腊肉、腊鱼含盐量高达 5 ～ 10 克，一颗咸鸭蛋含盐 2.5 克，一包 80 克的榨菜含盐量达 4.7 克。二是我国传统饮食烹饪方式除了在烹调过程中加入食盐之外，还要加入"高盐值"的调味品，比如酱油、豆瓣酱、豆豉、蚝油等，还有含钠较多的味精等。三是在一些老辈人心目中"不吃盐没力气"的思想观念根深蒂固。究其原因主要是因为上几代人多要经常从事繁重的体力劳动，由于当时食物匮乏，只能通过补充食盐来维持身体内电解质平衡、刺激肌肉兴奋，以及恢复和维持体力。这种思想观念对婴幼儿是极其危险的。专家建议不应在 1 岁以下幼儿的辅食中添加食盐，对于 1 ～ 3 岁幼儿也尽可能少放盐，让孩子从小养成低盐的饮食习惯。国家卫生健康委员会在 2018 年颁布的卫生行业标准《中国居民膳食营养素参考摄入量》中的"第 2 部分：常量元素"规定，1 ～ 3 岁幼儿每日钠的适宜摄入量为 700 毫克（仅相当于 1.8 克盐），而这部分钠元素完全可以从牛奶及奶制品、水果蔬菜、主食等食物中获得。

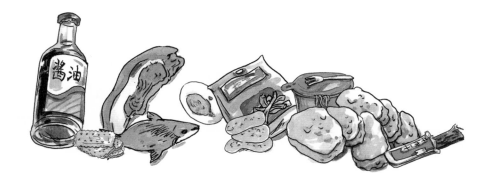

除了中国传统特有的饮食习惯和老一辈人的观念导致盐摄入过量外，随着现代生活节奏日趋加快，多种中西式快餐、方便食品、五花八门的零食也应运而生，这些同样是导致上班族、学生等无时无刻不在"享受"高盐饮食方式的原因之一。此类人的特点是在外就餐频率偏高，快餐和方便食品、零食等过度加工食品摄入较多。快餐包括中式和西式快餐，其中中式快餐含盐量普遍比老百姓自己在家做饭放的盐更多，商家不仅会在菜品中放食盐，还会添加多种含盐的调味料来烹制菜肴。西式快餐，也就是我们常说的"洋快餐"也同样存在含盐量超标的问题。国外一家研究机构专门分析检测了澳大利亚当地多家全球连锁快餐店的儿童餐中含盐量，结果显示一套177克的儿童餐含盐量为2.75克，6块炸鸡块儿童餐含盐量则达到3.78克。虽然这是澳大利亚当地快餐店餐品含盐量数据，但也从侧面反映了整体西式快餐含盐量同样偏高的事实。另外，方便面作为典型的方便食品，含盐量同样惊人。目前中国市场常见的方便面，每份含盐量在2～7克，其中普遍多于4克，而少于4克的很少。最后是"貌似没放盐"的零食。消费者面对超市中摆满五花八门零食的货架，总是被其

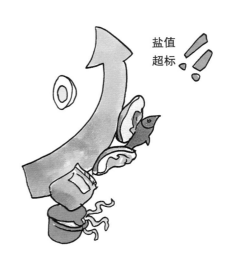

盐值
超标

繁多的品类、鲜艳的包装和各种新口味所吸引，殊不知诸如牛肉干、薯片、苏打饼干这样的零食同样属于高盐食品。

那我们在日常生活中，怎样才可以既能享用到美味菜肴又能避免摄入过多的盐呢？

小妙招 ——怎样少摄入盐，又不影响食物风味

盐可以增进人的食欲，粗茶淡饭不够意思，怎么办？我有几个小妙招提供给大家。

一是"晚放盐"：把菜炒到八分熟，或在起锅前放盐，这样等量盐的口味显示度比较高。

二是"微加水"：炒菜加少许水，将味道留给舌尖，将盐剩在汤里，可以帮助我们控制钠离子的摄入。

三是"加点酸"：向菜品中加入少量酸味调味品（如米醋、果醋、柠檬汁等），亦可使我们的味蕾感觉到咸味增加。

四是"添点料"：在炒菜时根据自己的口味适当加入些香辛料和味道独特或偏重的食材，用这些香、鲜、辣等味道来丰富菜品的口味。炒菜时可以选择添加胡椒粉、孜然粉、五香粉等香辛料，不仅方便，而且还为菜品增加了别样风味。花生碎、芝麻碎、香菜、洋葱、香菇等口味独特的食材，也是在凉拌菜或炒菜时用来丰富味道的首选。

香菇不仅可以与其他菜混合炒制，还可以做成调味品。将买的鲜香菇切片后充分晒干（或选择高品质的干香菇成品），用搅拌机磨碎成粉，并放入洁净干燥的玻璃瓶密封保存，每次在做菜时加一些，完全可以做味精、鸡精的天然替代品。

小贴士 ——警惕你身边无处不在的高盐食物

一般高盐食物主要分为加工食品和天然食材两类。

前者大家应该不难理解，为了整体风味、货架期和加工工艺等要求，罐头、加工肉制品（香肠、火腿、培根等）、调味品、风味坚果、膨化食品、饼干等都含有大量的盐分。对于这些加工类食品，一是尽量少吃，二是在购买时要养成看营养标签的习惯。那我们怎么来衡量这个商品到底含盐多还是少呢？一般按照钠元素在氯化钠分子中所占的质量百分比粗略换算：1克钠=2.5克盐。如果一包酱牛肉包装上标有每份（100克）钠含量为972毫克，即约2.4克的盐，而根据《中国居民膳食指南（2016）》中成年人一日盐摄入量少于6克这个标准来衡量，确实有点多了。此外，我们也可以通过简单查看营养标签中"营养素参考值（NRV）"的百分数（NRV%）一项来大概了解一个产品的含盐量。以钠元素举例，"NRV%"即每份食物中所含的钠占一日摄入总钠量参考值的百分比。钠的营养素参考值为2 000毫克，则上述

100 克酱牛肉中钠的 NRV%=（972÷2000）×100%=48.6%。这 100 克酱牛肉的含钠量几乎占了一天钠摄入量参考值的一半了。

天然食材中有哪些属于高盐的呢？常见的天然食材大致分为水果、蔬菜、谷物、肉、蛋、奶等，这其中有一部分蔬菜和海鲜是属于钠含量较高的。这里重点说一下蔬菜，按钠含量的高低，常吃的蔬菜主要分为富含钠、中高钠和低钠 3 类，我们可以根据其本身含钠量的高低来选择不同的烹饪方法（表 2）。

表 2　常见蔬菜的钠含量与相应的烹饪方法

钠含量	蔬菜种类	烹饪方法
富含钠	茴香、芹菜、茼蒿	不用放盐或微加盐及其含盐调味品
中高钠	萝卜、白菜、小白菜、圆白菜、油菜、菠菜	少放盐
低 钠	生菜、菜花、苋菜、莴笋等	可适当多放一点盐

误区之二
糖类摄入偏多

　　糖类（也称碳水化合物）是一类在自然界中广泛存在的有机化合物，由碳、氢、氧三种化学元素组成。糖类作为生命的三大产能营养素之首（其余两个为蛋白质和脂肪），在生命活动过程中起着至关重要的作用，它是一切生命体维持生理活动所需能量的主要来源。

　　相信大家一提到糖类，想到最多的就是葡萄糖、蔗糖、果糖和麦芽糖这些具有甜味的物质，其实这些仅占糖类的一小部分。糖类是由不同种类和数量的糖单元组成（多羟基醛或酮类物质）。根据糖单元组成数量的不同，糖类可分为单糖、二糖和多糖。上述所说的葡萄糖、果糖是单糖，而蔗糖、麦芽糖则属于二糖，淀粉、纤维素、低聚果糖、果胶等均属于多糖。

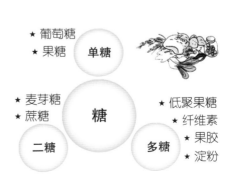

★ 葡萄糖
★ 果糖　　单糖

★ 麦芽糖　　　　　　　★ 低聚果糖
★ 蔗糖　　　糖　　　　★ 纤维素
　　　　　　　　　　　　果胶
二糖　　　　多糖　　　★ 淀粉

看到这里，有些人不禁要问：这里面的纤维素、低聚果糖作为膳食纤维，对人体是有益的，难道也会引起血糖升高吗？的确，并不是所有的糖类都会引起人体血糖的升高，合理食用"对"的糖类反而会防治糖尿病。

众所周知，糖尿病已成为国际社会公认的慢性病杀手之一。2019 年末，国际糖尿病联盟（International Diabetes Federal, IDF）发布了最新的全球糖尿病报告和分布地图。报告指出：2019 年全球约 4.63 亿 20 ～ 79 岁的成人患有糖尿病（即全球每 11 人中就有 1 人患糖尿病）；预计到 2030 年和 2045 年，糖尿病患者分别会达到 5.78 亿和 7.002 亿。中国的糖尿病患者（20 ～ 79 岁）为 1.164 亿，居全球之首，其次为印度和美国，患者人数分别为 7 700 万和 3 100 万。

在我国改革开放前，物资匮乏，食糖是凭票购买，限制了国人的消费，那时候的人们从来不必担心"糖病"。四十多年来，糖的消费在悄悄地增加。有数据显示，平均每个中国人一年要吃掉 19.6 千克糖，相当于每天 50 克，这个数值比改革开放初期增加了整整 5 倍，比 WHO 和《中国居民膳食指南（2016）》推荐摄入量高出一倍。研究表明，长期摄入过量的糖，会直接引发龋齿、肥胖、糖尿病、痛风和心脑血管疾病等问题。对于少年儿童，过多的糖会抑制脑垂体分泌生长激素，影响其生长发育；对于中老年人，如果糖摄入过多，在代谢过程中会消耗大量的维生素和矿物质，从而引发骨质疏松等问题；对于爱美的女性，糖分会与皮肤中的胶原蛋白结

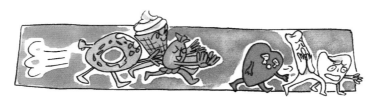

合，削弱其修复和再生功能，导致皮肤衰老和松弛。

权威科学杂志《自然》在 2012 年曾刊登美国科学家的研究结果：糖就像烟草和酒精一样，是一种有潜在危害而且让人容易上瘾的物质，过量摄入等同于慢性自杀。该项研究称糖不仅为人体提供热量，还会让大脑对其产生依赖，同时干扰代谢，导致高血压和肝损伤[16]。美国心脏协会期刊在 2019 年最新发布的报告中指出，通过对 11.8 万美国人持续 34 年的随访研究显示：饮用含糖饮料越多，死亡的风险越大，若每天饮用两份或更多含糖饮料，与每月饮用含糖饮料少于一份的人相比，女性的死亡概率上升 63%，男性则上升 29%[17]。同年发表在《科学》杂志的一项研究表明，富含果糖的玉米糖浆会直接促进小鼠肠道肿瘤的生长，而高果糖玉米糖浆无不广泛应用于现代食品加工业。该研究对患结肠癌初期的小鼠喂食定量玉米糖浆，实验期结束，与对照组相比，实验组小鼠体重未增加，但体内原有肿瘤体积明显增大（严格控制玉米糖浆喂食量，排除肥胖带来的干扰）。随后，研究者利用同位素标记法发现，小鼠结肠癌细胞中的酶会使果糖转变为果糖 –1– 磷酸，而这个果糖 –1– 磷酸会促使肿瘤细胞更容易利用葡萄糖作为能量继续生长，同时其还可合成对肿瘤细胞生长有利的相应脂肪酸。该研究还预测，不仅玉米糖浆（葡萄糖与果糖比例接近 1∶1）会刺激肿瘤细胞增大，蔗糖（葡萄糖与果糖比例为 1∶1）也会对肿瘤产生同样的效果[18]。

为什么我们的糖摄入量会超标？除了蛋糕、糖果、冰激凌、含糖饮料等常见甜食，我们还应该注意到周围有许多"隐形糖"，比如调味品、红烧类菜肴等。一罐可乐含 37 克糖，每 100 克番茄酱或者烧烤汁中含约 15 克糖，一盘糖醋排骨大约有 35 克糖。通过这些不被我们注意的"隐形糖"摄入途径，在不知不觉中吃了大量的糖，往往会对身体造成不可逆转的伤害。目前，我们国家食品营养安全上存在的突出问题之一是含糖食品饮料影响大，特别是学校门口店铺售卖的大量的各类高糖食品饮料，对中小学生身体健康影响不好。全社会和家长都要对此重视起来，加大教育力度，让营养健康科普走进课堂。

WHO 早在 1995 年就倡议在全球范围内进行限糖。英国、法国、挪威、墨西哥等许多国家和美国的部分城市，都有专门的"糖税"。目前，我国食物营养领域专家也在积极开展相关研究，并已向有关部门提出控糖征税的政策建议。

最后也在这里重点提一下多糖类物质（淀粉、纤维素、多聚果糖等）。2018 年英国广播电台（British Broadcasting Corporation，BBC）曾在纪录片《碳水的真相》中将碳水化合物（也就是糖类，简称碳水）分为米色碳水、白色碳水和绿色碳水。

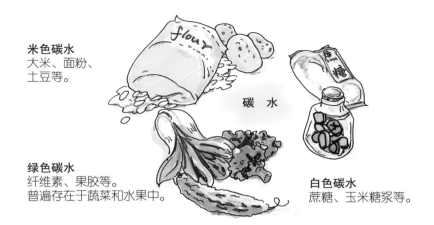

米色碳水
大米、面粉、
土豆等。

碳　水

绿色碳水
纤维素、果胶等。
普遍存在于蔬菜和水果中。

白色碳水
蔗糖、玉米糖浆等。

从上述分类不难看出，刚才我们所说的多是针对白色碳水，即蔗糖、玉米糖浆这些具有甜味且广泛应用于食品加工业的糖类。米色碳水和白色碳水一样，进入体后均会很快被人体消化吸收分解为葡萄糖，进入血液后形成血糖，进而为机体提供能量。

若摄入过量，分解产生的过量的葡萄糖会在血液中积累过多，多余的葡萄糖会通过一系列生化反应转变为脂肪。所以不仅是那些甜品、含糖饮料，过多精米白面的摄入同样会引发肥胖症和糖尿病。而绿色碳水，这里主要是指纤维素、果胶等膳食纤维，虽然从化学组成上来看，它们也属于糖类，但因其与白色碳水和米色碳水具有截然不同的化学空间结构，其在体内的消化方式与前两种碳水不同。绿色碳水进入人体后，不会被消化道中的酶分解吸收，而是直接被大肠中的相应菌群利用并随粪便排出。它会增加人体饱腹感，但不会被人体消化吸收，更不会产生热量和转化为脂肪。综上可知，我们没必要"谈糖色变"，而是要科

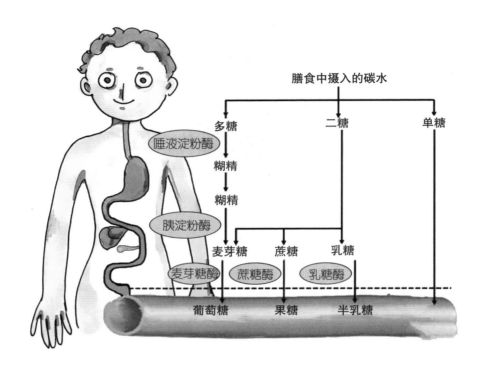

学合理地摄入糖类。

糖味道甜美，又能增加食欲，我们远离糖票的时间还不长，说糖不够好，大家难以接受。但事物总是有两面性，糖多了，牙齿首先提意见，糖再多点，心脏也要不高兴了。请大家适量食糖，让生活真正"甜蜜"。

小贴士 ——看看那些好吃的甜食含糖量吧

下面是几种我们经常见到的甜食（100 克）的平均大约含糖量。

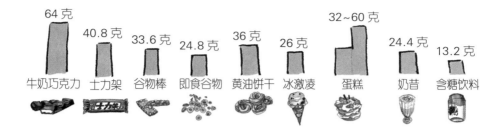

想必看到这些大家会感觉比较惊讶，谷物棒、即食谷物应该算是健康食品，怎么含糖量会与冰激凌、饼干相当？其实在有些普遍被认为"健康"的食品中含有很多"隐形糖"。这就需要我们在购买食品时养成勤看配料表的习惯，除了我们熟悉的蔗糖、麦芽糖、果糖、玉米糖浆等带"糖"字的成分，还有浓缩果汁、蜂蜜等配料中也含有大量"隐形糖"。

小贴士 ——就好那口甜的怎么办？

糖的味道是甜甜的，那凡是有甜甜味道的食物都含糖吗？答案是"不一定"。随着近些年人们对于身体健康愈加重视，"代糖"一词开始频繁出现于大众视野中。"代糖"，顾名思义，就是我们常说的蔗糖、果糖、麦芽糖等糖的替代品，它们也有甜甜的味道（甚至有些甜度远大于蔗糖），但因其化学结构与"传统的糖"不同，在体内并不会引起血糖升高，且本身热量很低（甚至为 0），可谓是众多减肥人士和糖尿病患者的"福音"。

代糖一般分为人工合成和天然两种。人工合成的代糖主要有阿斯巴甜、三氯蔗糖、安赛蜜、糖精等，这些甜味剂因甜度高、价格低廉等而应用于食品工业，我们也经常会在众多食品配料表中见到它们的身影。但越来越多的研究表明，长期摄入人工甜味剂会引发人体诸多病变，故不提倡大家平日食用。目前常见的天然代糖有木糖醇、低聚果糖、赤藓糖醇、甜菊糖、罗汉果甜苷等。其中低聚果糖、甜菊糖、赤藓糖醇、罗汉果甜苷被美国食品与药品管理局（Food and Drug Administration, FDA）批准获得美国安全食品配料认证。这些天然代糖基本不会对人体产生负面影响，还具有预防龋齿、改善肠道功能、降血脂、抗氧化等功效，可以代替蔗糖等添加到酸奶、冲调饮品等食品中。不过在这里需要提醒大家，虽然这些代糖好处多多，但还是不能过量食用，尤其是过量食用木糖醇会导致胀气、腹泻等症状。另外，最好不要在高温烘焙过程中添加代糖。

蛋糕、曲奇、巧克力这些美味的甜食的确让人欲罢不能，那什么时候吃会好些呢？如果你确实对甜食没有抵抗力，建议选择每日上午或者下午适量吃点，不仅可以补充些能量，还能愉悦心情。（注：糖尿病患者、肥胖人士还是尽量戒掉甜食吧！）

误区之三

油多味好

有人测算，人的一生吃的烹调油总量超过一吨。油对人的身体健康十分重要，但摄入不当，产生的负面影响也是不容忽视的。同上文提到的糖类一样，脂类也是一个大家族，按照化学结构不同分为多类，只有科学地认识它们的分类，才可使我们在尽情享用美食的同时也拥有健康的体魄。

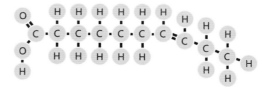

不饱和脂肪酸

饱和脂肪酸

反式脂肪酸

脂类包括油脂和类脂两大类。其中油脂是我们大家最为熟悉也最常提到的，它普遍存在于我们摄入的食物中。当它为液态

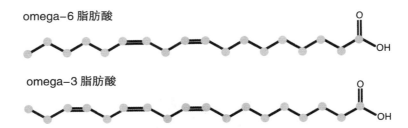

omega-6 脂肪酸

omega-3 脂肪酸

时被称为油，为固态时则被称为脂肪。油脂由甘油和脂肪酸结合形成的甘油三酯组成，根据脂肪酸的化学结构中有无饱和双键，可把脂肪酸分为饱和脂肪酸与不饱和脂肪酸。饱和脂肪酸的主要来源为动物，不饱和脂肪酸的主要来源是植物。再根据不饱和双键个数的不同，不饱和脂肪酸可分为单不饱和脂肪酸与多不饱和脂肪酸。最常见的单不饱和脂肪酸是油酸。多不饱和脂肪酸又可分为omega-3脂肪酸（α-亚麻酸、DHA、EPA）和omega-6脂肪酸（亚油酸、花生四烯酸）。

脂类作为人体三大宏量营养素之一和重要产能物质，主要起到能量储存、构成生物膜的骨架结构和参与合成各类激素、维生素、生长因子等作用。人们通过摄入脂类，获得生命活动的基本物质和基础能量。我们经常提到的亚油酸，有血管清道夫的美誉，能起到防止胆固醇在血管壁上沉积的作用。大豆油和玉米油中的亚油酸占总脂肪的50%～60%；核桃油、花生油和葵花籽油中的亚油酸占总脂肪的30%～45%。亚麻酸可以促进大脑发育、提高智力、改善记忆，亚麻籽油、奇亚籽、西兰花以及绿叶蔬菜都是亚麻酸的优质来源。另外，脂类还为人体所需的维生素A、维生素 D、维生素 E、维生素 K 提供脂溶性的环境，促进它们被身体吸收。

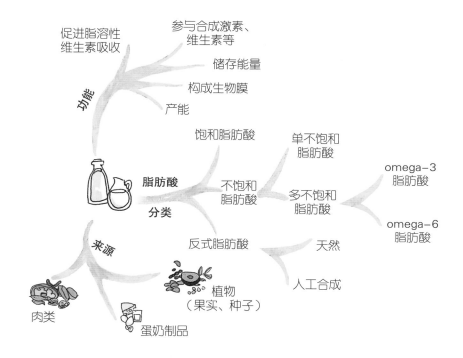

近些年来，饱和脂肪酸（多存在于动物油脂中）是"好"还是"坏"一直备受争议，越来越多的最新研究表明饱和脂肪酸的摄入与心脑血管疾病并无直接关联。另外也并不是说所有的不饱和脂肪酸都对人体有益。上面已经提到过，多不饱和脂肪酸分为omega-3 和 omega-6 两种，均含有人体所需的必需脂肪酸（人体自身不能合成，需通过食物摄入），其广泛存在于植物油中，且在不同植物油中两者比例是不同的。我们常吃的大豆油、玉米油、葵花籽油中 omega-6 含量丰富，但越来越多的研究表明 omega-6

的过量摄入会促进炎症的产生，其氧化物还会产生细胞毒性，同时加速肥胖产生[11,19]。这些油就不要吃了吗？并不是，只是我们需要调整 omega-3 与 omega-6 两种不饱和脂肪酸的食用比例，勤更换食用油的种类，而不是杜绝食用玉米油、大豆油等。

虽然脂类有诸多益处，但再好的东西摄入过量和摄入方式不当，均会严重影响人们身体健康。

据《中国统计年鉴》数据显示，2018 年我国居民人均食用油消费量为 9.6 千克，平均到每天大约是 26.3 克，处在《中国居民膳食指南（2016）》推荐的 25 ~ 30 克合理标准范围，但城市与乡村居民差异较大。调查显示，目前我国城市居民人均每天食用油摄入量为 45 ~ 50 克，严重超出推荐摄入量。目前虽无充足研究证实总脂肪摄入量与癌症和其他慢性病存在明显关联[20-22]，但长期过量摄入脂类会破坏营养均衡性，间接造成健康隐患。

除了油量摄入过多外，现代人还时常会不经意掉入"反式脂肪酸"的陷阱。反式脂肪酸有天然、人工合成之分。天然的反式脂肪酸主要存在于人乳、牛乳、黄油、奶酪中，其不仅对人体无害，反而有益，可以降低心脏病、糖尿病、肥胖症的发病率。工业反式脂肪酸（又称氢化油）在食品工业的广泛应用，大大提高了加工食品的货架期。但研究已经发现，只要饮食中增加 2% 的工业反式脂肪酸，就会使人体患心脏病的概率增加 23%[23,24]。工业反式脂肪酸可以直接增加低密度脂蛋白的浓度，提升甘油三酯和脂蛋白的水平，并同时降低高密度脂蛋白的保护作用，使血小板浓度增加，进而形成血栓，还增加患心脏病的风险。2019年5月，WHO总干事谭德塞会见"国际食品和饮料联盟"代表，共同讨论如何消除工业反式脂肪酸的问题，并与该联盟达成"到2023年在全球食品供应中消除工业生产的反式脂肪酸"的一致目标。

在平日生活中怎样才能避免人工合成的反式脂肪酸的摄入呢？人工合成的反式脂肪酸均存在于加工食品中，人造奶油、植脂末、代可可脂、起酥油一般都是工业反式脂肪酸的代表，故大家要注意查看配料表，尽量避免购买和食用这些食品。此外，烹制菜肴时，也要避免油温过高和反复煎炸产生反式脂肪酸。

现在，农产品供应丰富，食用油琳琅满目，各种促销十分诱人。同时，我们手上的钱多了，买油绝不吝惜。但是，为了健康，我们要适量吃油，防止热量摄入过多，倡导蒸、煮、炖、熘、拌等少油烹饪方法，避免油锅过热和少吃油炸食品。要吃好油，多买油酸含量高，特别是亚油酸和 α-亚麻酸比例均衡的油；要经常换烹调油，丰富食用油的种类，平衡摄入各类脂肪酸。总之，我们要科学"加油"，让自己的腰围不超标，让生命的动力源源不竭，更加强劲。

小知识 **各种常见食用油的正确"打开"方式**

在超市购买食用油时，我们经常被货架上五花八门的商品搞得眼花缭乱。好不容易挑选到中意的油，回家后又不知怎样用。是用来煎、炒、烹、炸，还是凉拌？这主要取决于油的烟点（油产生烟时的温度）。油的来源不同，烟点也各异（表3）。一般来说，精制和压榨的菜籽油，精制的橄榄油、大豆油、葵花籽油、玉米油、花生油，植物调和油适合煎炸（油温≥190℃）；初榨的橄榄油，压榨的花生油、大豆油、玉米油适合中火炒（油温≥160℃）；压榨的葵花籽油和亚麻籽油适合水炒（油温≥100℃）。凉拌的话，所有的油原则上都可以选择，但一般还是选择橄榄油、植物调和油、亚麻籽油等本身没有什么味道的食用油。另外，在选对油的同时也要注意尽量避免油锅过热，还可以选择先放菜再放油的方式进行炒菜。

煎　炸
（油温≥190℃）

- 植物调和油
- 菜籽油
- 葵花籽油（精制）
- 橄榄油（精制）
- 大豆油（精制）
- 玉米油（精制）
- 花生油（精制）

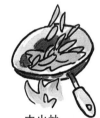

中火炒
（油温≥160℃）

- 橄榄油（初榨）
- 大豆油（压榨）
- 玉米油（压榨）
- 花生油（压榨）

水　炒
（油温≥100℃）

- 亚麻籽油（压榨）
- 葵花籽油（压榨）

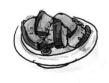

凉　拌
（选择无味的油）

- 橄榄油
- 亚麻籽油
- 植物调和油

表3 常见食用油烟点

种 类	烟点（℃）	种 类	烟点（℃）
菜籽油（压榨）	190	葵花籽油（精制）	227
菜籽油（精制）	204	葵花籽油（压榨）	107
亚麻籽油（压榨）	107	大豆油（压榨）	166
橄榄油（精制）	199～243	大豆油（精制）	238
橄榄油（特级初榨）	160～190	玉米油（压榨）	178
花生油（压榨）	160	玉米油（精制）	232
花生油（精制）	232	植物调和油	220

小贴士 ——怎么挑健康的油

上文中已说，长期摄入以omega-6不饱和脂肪酸为主的食用油会对人体健康产生负面影响，这里并不是说富含omega-6不饱和脂肪酸的天然油脂对人体有害，而是说与omega-6相比，人们普遍对omega-3不饱和脂肪酸摄入过少。目前国际上一些研究表明，omega-6与omega-3的比例在4:1或者更低会更健康。其实对于这个比例我们无须过多纠结，而是注意在日常饮食中多摄入富含omega-3和单不饱和脂肪酸的食物即可，例如深海鱼类、坚果和富含omega-3的食用油。下面是日常食用油中omega-6与omega-3的比例，建议大家可根据此数据尝试多种食用油，而不是长期只吃一种油。

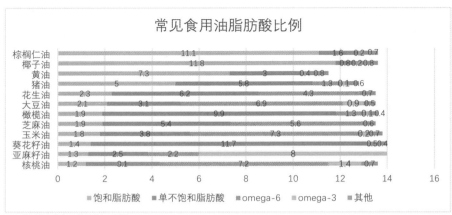

常见食用油脂肪酸比例

数据来源：美国农业部

小贴士 ——控制油摄入的小技巧

《中国居民膳食指南（2016）》中推荐每人每日食用油摄入量为 25 ～ 30 克（2 汤勺半到 3 汤勺）。家中日常做饭，可以将大包装的食用油放入体积较小的玻璃油壶，便于在炒菜时控制油量。尽量少做油炸食物，若是想做，最好先将食材通过其他烹饪方式做成半熟，然后再炸，可减少油炸时间；炸物出锅后要及时沥油并放在吸油纸上。条件具备的，还可以选择空气炸锅等需要很少油量的烹饪工具。对于爱煲汤、喝汤的家庭，可以选择专门篦油的器皿将汤和油分开。外出就餐和点外卖时，可以选择需油量少的菜品或在吃时将菜在水中涮一下。

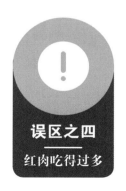

误区之四

红肉吃得过多

　　肉类是人们日常膳食的重要组成部分，其不仅可以提供优质蛋白质，还富含维生素、矿物质等微量营养素。蛋白质是生命的基础，它参与人体构成和机体的代谢，参与遗传信息的构成及代谢，同时又为机体提供热量。一个身高 1.75 米的人每天需要 70 ～ 84 克蛋白质。人体可从肉类中获取丰富的维生素 A 和 B 族维生素，尤其是维生素 B_{12}、生物素和叶酸。肉类，特别是红肉和内脏也为人体提供多种矿物质。

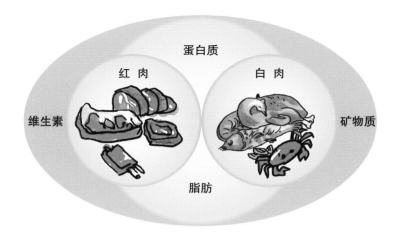

在营养学上，常常将动物肉类分为红肉和白肉。红肉指猪、牛、羊等哺乳动物的肉类，而白肉广义上是指肌肉纤维细腻、脂肪含量较低、脂肪中不饱和脂肪酸含量较高的肉类，其来源包括禽类（鸡、鸭、鹅、火鸡等）、鱼类、甲壳类动物（虾、蟹等）或双壳类动物（牡蛎、蛤蜊等）。

由于传统饮食习惯，我国居民对猪肉情有独钟。虽然近些年猪肉消费部分被其他肉类所替代，猪肉消费仍占到我国居民肉类消费的 50% 以上。据统计，2014 年我国猪肉产量 5 671 万吨，占全国肉类总产量的 65.1%，约占全球猪肉总消费的 52%。对于绝大部分汉族人来说，猪肉是人们历经数千年优选出来的重要食物原料，猪也是中华民族文化体系中的重要元素；对于北方牧区和民族聚集区，牛羊肉更是居民膳食和生存必不可少的物质和精神依托[25]。总体看，我国居民肉类消费中，红肉消费比例仍超过 70%，相当一部分人群的红肉消费量超过了实际需要量。

《英国医学杂志》在 2019 年刊登了一篇哈佛大学开展的一项长达 8 年的关于"红肉消费变化与美国居民死亡率关系"的研究成果，研究数据表明红肉摄入量增加与高死亡风险相关，增加食用健康的动植物食品（鱼肉、禽肉、坚果、豆类或乳品）会降低死亡风险[26]。研究已证实，合理摄入鱼肉及海鲜制品可以降低患 2 型糖尿病的风险[27,28]，这主要是因为鱼中含有大量的长链多不饱和脂肪酸和维生素 D，它们可以改善胰岛素的敏感性和分泌特性。此外，水产品等白肉中富含优质蛋白，脂肪含量比猪肉等红肉低，而且富含多不饱和脂肪酸，有助于促进大脑发育[29,30]。20多年前，有一本书名为《吃鱼健脑》，把"二战"后日本人素质的提升部分归功于多吃鱼。

2015年，从属WHO的国际癌症研究机构将红肉列为2A类人类致癌物[31]。这个2A类的意思是该物质对人类致癌可能性较高，已有相关动物实验证实。目前研究也已证实过量食用红肉与罹患直肠癌、肺癌、食道癌、肝癌、慢性肾病有密切关联[32-34]。这主要是因为红肉中含有丰富的血红素，过量食用红肉会使体内血红素过多，形成细胞毒性因子，同时还刺激人体产生致癌物——亚硝基化合物，并加速体内脂质过氧化反应[35]。此外，长期大量摄入红肉会增加总热量摄入并降低蔬菜、水果、全谷物等的摄入比例，使发生肥胖的风险提升。除红肉外，WHO把加工肉制品列为1类人类致癌物质，即有充足证据证明加工肉制品是人类致癌物质。这里的加工肉制品指的是经过腌制、风干、发酵、熏制或其他为增加香味或改善保存而处理过的肉类。大部分加工肉制品是由猪肉、牛肉等红肉制成。加工肉制品致癌的主要原因除了红肉本身，还有就是加工过程中加入的亚硝酸盐类（起到防腐作用），过多的亚硝酸盐会与肉中的蛋白质分解物反应，产生致癌物质[36,37]。世卫组织对10项研究数据进行分析，估计一天之内每食用50克加工肉制品，患肠癌概率会提高18%[31]。

过量食用红肉，除了可能会带来健康威胁以外，从可持续发展角度来看也是不安全的。大规模的传统农业养殖会给人类生存带来全球食品短缺、生态环境恶化、抗生素耐药性增强等威胁。世界资源研究所（World Resource Institute）在 2018 年末发布了一篇联合报告，该报告指出：动物养殖业占世界一半的有植被土地，消耗 1/3 的淡水资源，贡献了全球温室气体排放量的 1/7，并额外产生大量新污染物，造成沿海巨大的"死亡区"地带。当今越来越多的人开始关注素食肉技术，选用植物蛋白或微生物蛋白，经一系列生物技术手段生产出和动物肉类具有类似味道、口感和营养的素食肉。在欧美一些国家，部分汉堡中的牛肉饼已被素食肉饼取代，素肉丸、素肉馅等产品也逐渐出现在超市货架上，中国内地和香港、澳门地区也开始出现用素食肉代替动物肉的场景。

那我们每人每日食用多少肉类是合理的呢？《中国居民膳食指南（2016）》建议：每周吃鱼 280 ～ 525 克，畜禽肉 280 ～ 525 克，蛋类 280 ～ 350 克，平均每天摄入总量 120 ～ 200 克；优先选择鱼类和禽类等白肉。这里并没有对红肉、

每日蛋白质类食物摄入量

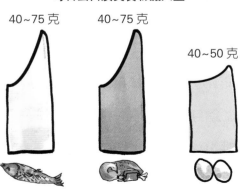

40～75 克　　　40～75 克　　　40～50 克

白肉摄入比例做具体指导，但明确提出了要优先选择白肉食用。就我国国情来看，应大力发展鸡肉和鸡蛋生产，既可增加白肉和蛋白的供给，又能提高粮食及饲料的利用效率。

当然，我们并不能将红肉"妖魔化"，上文所提到的红肉引发的危害只是在长期"过量"食用的前提下。猪肉依旧可以是我国居民饮食的最"爱"，只要控制好摄入量就可放心食用。尤其是贫血的人群或处于经期的女性，更加需要摄取红肉以补充铁元素。缺铁性贫血是中国常见的营养缺乏症之一，与禽肉、鱼肉等白肉相比，红肉是血红素铁的良好来源。锌是促进细胞生长繁殖、骨骼发育和增强免疫力的重要金属元素，锌在猪肉中含量丰富，较易被人体吸收。营养专家认为，对于一个偏爱猪肉的成年人，每天红肉食用不超过75克也是合适的。不过请注意，加工肉制品不包含在其中。

在日常饮食中，建议大家根据自己的身体状况、饮食习惯和消费能力，合理选择适合自己的肉类食物，多多尝试用各种水产品、禽类、植物蛋白、菌类替代红肉，这不仅能丰富蛋白质来源，还能让餐桌的"颜色"亮丽起来，让我们的生活更加精彩。此外，在烹制肉类时我们也需要注意，尽量采用少油、少盐、低温的烹调方式，减少煎、炸、烤肉的频次，这不仅可避免肉类中营养物质的损失，还可以有效减少苯并芘等致癌物的产生。在传染性疾病流行时期，更要适量增加瘦肉、鱼类、牛奶和鸡蛋等食品。因为，优质蛋白质有助于维持人体正常免疫力，增强组织细胞的修复能力。

小贴士——让餐桌的颜色丰富起来，一周蛋白质食用指南

肉类是我们摄入蛋白质的主要来源，除此之外，豆、蛋、奶、食用菌也都是富含蛋白质的食物。下面简单设计了一份"一周蛋白质食用指南"（表4），帮助大家在"吃"上拓宽思路，让餐桌的颜色丰富起来。读者亦可根据自身饮食习惯对照下述表格进行调整。

这份指南整体思路是：

➢ 红、白肉轮换吃；

➢ 添加豆类、菌类等食物，丰富蛋白质来源；

➢ 晚饭尽量少吃肉类，或选择鱼、虾等易消化肉类，最好以膳食纤维较多的菌类为主。

表4　一周蛋白质食用指南

	周一	周二	周三	周四	周五	周六	周日
早餐	蛋、奶	蛋	蛋、牛肉	蛋、豆类	蛋、奶	蛋、奶	蛋、奶
中餐	猪肉、豆类	鱼肉	鸡肉／鸭肉	猪肉	鸡肉	鱼肉、虾肉、牛肉	鸡肉／鸭肉
加餐		奶	奶				奶
晚餐	菌类	豆类	菌类	虾	菌类	菌类、豆类	菌类

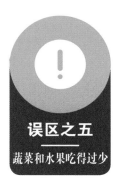

误区之五

蔬菜和水果吃得过少

蔬菜具有能量低，富含维生素、矿物质、膳食纤维等营养特点，是膳食平衡中不可或缺的重要食物。长期保持富含蔬菜的膳食结构，不仅能降低脑卒中和冠心病的发病风险，还可以降低食道癌和结肠癌的发病风险，并有助于保持理想的健康体重。因此，蔬菜是被优先推荐的食物种类。值得一提的是，近几十年来人们发现膳食纤维虽然不被人体吸收，但对人体尤其是肠道健康

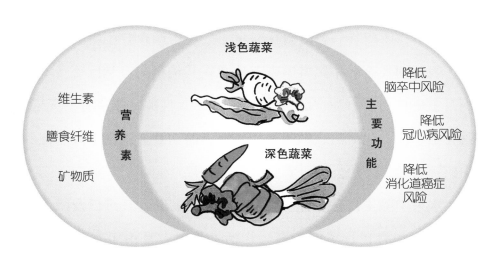

发挥着至关重要的作用，因此现在也将膳食纤维作为人体所需的"七大营养素"之一。

营养学中把蔬菜分为深色蔬菜和浅色蔬菜，主要是根据叶绿素和胡萝卜素的含量加以区分。深绿色、红色、橘红色、紫红色蔬菜属于深色蔬菜，如菠菜、油菜、空心菜、西红柿、胡萝卜、南瓜、红苋菜、紫甘蓝等。此外深色蔬菜如紫甘蓝等，也含有丰富的花青素，具有抗氧化、抗辐射、保护视力、预防心血管疾病、抗炎等功效。而白色、微黄或微绿的蔬菜属于浅色蔬菜，如瓜类、白萝卜等。一般认为，深色蔬菜营养价值优于浅色蔬菜，颜色越深的蔬菜所含的钙、铁、胡萝卜素、维生素 K、维生素 B_2 及维生素 C 也越多。与浅色蔬菜相比，深色蔬菜的钙、铁含量要高一到数十倍；胡萝卜素含量高数十倍甚至上千倍；维生素 B_2 及维生素 C 的含量也要高 5 ~ 10 倍，甚至 10 倍以上。当然这并不能简单地说深色蔬菜优于浅色蔬菜。例如，我们冬天经常吃的白萝卜，不仅在日常饮食中常见，还在中医食疗中占有一席之地。我国明代著名中医学家李时珍曾在其编撰的医学巨著《本草纲目》中称白萝卜为"蔬中最有利者"，其性凉、味辛甘、无毒，具有消积滞、化痰热、利便和清热解毒的功效。这也是人们在冬季感冒咳嗽时经常会将白萝卜切片煮水喝的原因。

水果中除了富含多种维生素、矿物质、膳食纤维以及微量元素外，也含有花青素等诸多生物活性物质，且由于水果多为生食，营养素损失较少，可谓天然的"保健品"。比如，常吃苹果可预防癌症和减轻直肠癌症状，因苹果中富含黄酮类化合物和其他多酚类物质，能抑制癌细胞生长[38]。从中医角度讲，苹果还具有补心润肺、生津解毒、益气和胃、醒酒平肝的功效。猕猴桃是天然的维生素 C 补充剂，目前研究已证实日常通过摄入适量猕猴桃即可使人体血浆中维生素 C 浓度显著提升并维持在一个有益健康的适宜水平[39]。香蕉中含有丰富的酚类、类胡萝卜素、植物甾醇等天然抗氧化活性物质，对人体健康起到积极作用[40]。《柳叶刀》在 2019 年 4 月发布的全球饮食报告中显示，"低水果"饮食在造成慢性病产生的因素中位列第三，只排在过量摄入红肉、加工肉制品、反式脂肪酸和含糖饮料之后[1]。

在前文"误区之二：糖类摄入偏多"中曾提到 BBC 在纪录片《碳水的真相》中将碳水分为米色碳水、白色碳水和绿色碳水。这里面说到的绿色碳水是指低聚果糖、纤维素、果胶等膳食纤维，它们主要广泛存在于蔬菜和水果当中。2018 年 WHO 颁布了《2018 年全球癌症年报》，该报告中显示，亚洲人癌症患病率的全球占比为 48.4%，死亡率的全球占比是 57.3%。其中结肠直肠癌（10.2%）患病率在全球新发癌症最高患病率中位列第三，仅次于肺癌（11.6%）和乳腺癌（11.6%），且结肠直肠癌死亡率（9.2%）仅次于肺癌（18.4%），列全球癌症最高死亡率第二位。膳食纤维不同于其他营养素，其虽然不被人体消化吸收，但是可以直接被大肠有益菌群利用或促进肠道蠕动排出粪便，这一过程不仅使我们增加饱腹感，还能保障肠道健康。

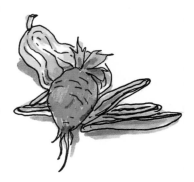

《新英格兰医学杂志》在 2016 年发表了一篇关于中国人水果消费与患心脑血管疾病关系的文章。该研究由英国牛津大学和中国医学科学院共同完成，研究者从 2004 年至 2013 年，调查了中国 10 个地区的 50 万人，采集了饮食习惯、锻炼情况、健康现状等个体数据，并获取了调查对象在随访期间的发病和死亡情况。研究者通过分析这 10 年的数据发现，每天摄入 100 克新鲜水果，可以使心脑血管疾病的死亡风险降低 1/3。在调查中，约有 18% 的人每天食用水果，这些人与不食用水果的人相比较，因心脑血管疾病而死亡的风险下降了 40%，冠心病的发病风险降低了 34%[41]。

《中国居民膳食指南（2016）》推荐每天摄入蔬菜 300～500克，深色蔬菜应占 1/2。但据调查数据显示，我国居民 2015 年蔬菜消费量仅为 262.3 克 / 标准人日，深色蔬菜比例仅为 1/3。新鲜水果每天推荐摄入量为 200～350克，提倡天天有水果。但最新调查显示，我国居民平均每标准人日水果消费量为 37.6 克，水果摄入达到推荐量的城乡居民仅占 4%，大部分人的摄入量远低于推荐指标。2002 年，我国居民水果日消费量为 31.5 克，2012 年为 39.3 克，整体一直处于较低水平（近几年相关数据国家卫生健康委员会等有关部门还没有发布），这一现象值得引起我们高度重视。

平时我们在食用蔬菜和水果时应注意什么呢？蔬菜和水果中含有丰富的维生素，但维生素在较高温度下和过度加工过程中极易损失，故应尽量以"轻加工"的方式处理：可生食的蔬果尽量生食；在炒绿叶蔬菜时，可以在低温油锅中简单炒拌，加上少许调味品，快速装盘。在这里要提醒大家，对于水果应以生食为主，并建议吃全果。如今大家很喜欢将水果榨汁饮用，其实这种做法反而会破坏水果全果实中的膳食纤维的化学空间结构，这也是大多数人会感觉喝鲜榨果汁的饱腹感并没有直接吃全果实那么明显的原因。当全果实中膳食纤维结构被破坏后，更多的游离果糖产生并释放于果汁中，使其快速变为一杯"含糖饮料"。此外对于糖尿病患者和血糖偏高患者，可根据医生建议调整适合自己身体状况的水果摄入量，并有意识挑选低糖水果（柚子、蓝莓、草莓、樱桃等）食用。

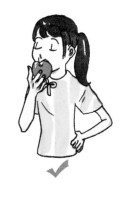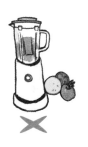

前段时间，中华医学会发

布的防治新型冠状病毒肺炎流行的饮食营养建议指出，在新冠肺炎流行期间，不仅每天要吃新鲜蔬菜和水果，还要在平时的基础上加量。上海市卫健委也曾将维生素 C 列为新冠病毒的预防药品，而蔬菜和水果正是维生素 C 等具有增强免疫力功能的营养素的最佳获取途径。所以，建议大家遵从专家建议，天天坚持吃些新鲜蔬果，增强自身免疫力，用健康饮食筑牢抗击病毒的个人防线。

小知识 ——那些甜而糖不多的水果们

水果虽有诸多益处，但不可吃得过多，更需要注意并不是所有水果都适合每个人。对于肥胖、高血糖或已患糖尿病的朋友，知道每种水果的大概含糖量是很有必要的。

血糖生成指数（Glycemic Index, GI）是指进食含目标量（通常 50 克）可利用碳水化合物的食物后，一段时间内（2 小时）血糖应答曲线下面积相比空腹时的增幅除以进食含等量可利用碳水化合物的参考食物（葡萄糖）后相应的增幅，以百分数标示。血糖负荷数（Glycemic Load, GL）是指 100 克或 1 份食物中可利用碳水化合物质量（克）与 GI 值的乘积再除以 100。

简单来讲，GI 值可以理解为某种食物可以使人体血糖升高多少的能力（小于等于 55，GI 值低；大于 55、小于等于 70，GI 值中；大于 70，GI 值高）。某种食物的 GI 值高，说明这种食物会使人体血糖升高多。

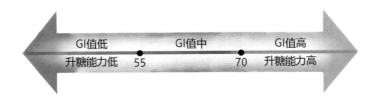

GL 值则表示某种食物影响人体血糖的难易程度（小于 11，GL 值低；大于等于 11、小于等于 19，GL 值中；大于 19，GL 值高），根据食物的 GI 值和碳水化合物含量即可计算出。某种食物 GL 值高，说明这种食物的摄入容易影响人体的血糖变化。表 5 列出了常见水果的 GI 值和 GL 值。

表 5　常见水果的 GI、GL 值

	苹果	香蕉	西瓜	梨	桃	樱桃	橙子	杧果	猕猴桃	草莓	菠萝	葡萄
GI	36	52	72	36	28	22	42	56	53	32	66	43
GL	5	11.4	4.9	4.7	2.8	2.2	4.7	7	7.5	3	7	7

数据来源：参照"中国营养学会食物血糖生成指数（GI）表"、《中国食物成分表（标准版）·第一册》（第 6 版）、悉尼大学 GI 数据库

对于糖尿病患者而言，最好挑选 GI 值 ≤ 55 和 GL 值 < 11 的水果适量食用，如樱桃、苹果、梨、橙子、桃、草莓、葡萄等。

误区之六
奶类和豆类吃得过少

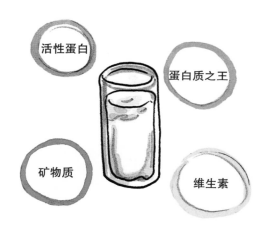

活性蛋白

蛋白质之王

矿物质

维生素

奶类含有丰富与较全面的营养素，适合不同年龄段人群的营养需求。以牛奶为例，一杯普通牛奶中含有水分（87.5%）、脂肪（3.5%）、蛋白质（3.4%）、乳糖（4.6%）、无机盐（0.7%），以及其他微量元素，易被人体消化吸收，可以说是一种理想的天然食物。

牛奶中的蛋白质主要由酪蛋白和乳清蛋白组成，大约分别占乳蛋白总量的 80% 和 20%。这两种蛋白与其他动植物蛋白相比具有更高的生物价，其中乳清蛋白更因拥有很高营养价值而被誉为"蛋白质之王"。乳清蛋白是一种水溶性蛋白质，也是一种理想的完全蛋白质，含有人体所需要的 8 种必需氨基酸（人体不能合成，须通过外界摄入），且配比合理、易被人体吸收，这也就是为什么我们称牛奶是优质蛋白来源的原因之一。乳清蛋白还在调节血糖、减重、降血压、抗炎等方面发挥重要作用[42,43]。牛奶中的免疫球蛋白通过与人体肠道中的微生物结合帮助人体提升疾病防御能力；而牛乳中的乳铁蛋白则是抵御外界病原体进入体内的一道防线，可通过增强人体内各种免疫细胞的攻击力和增殖能力，起到增强免疫力的效果[44,45]。另外，牛奶中矿物质种类与含量同样很丰富，主要有钙、磷、镁、钾、钠、硫、锌、锰等。每100毫升牛奶中钙含量可达 90 ～ 120 毫克，并以酪蛋白钙的形式存在，且由于牛奶中含有维生素 D 和乳糖，这些均可以促进人体对钙的吸收。牛奶中的糖类绝大部分是乳糖，具有调节胃酸、促进胃肠蠕动和消化腺分泌等功能。

然而，近年来关于"喝牛奶到底好还是不好"的争论和研究很多，大家对此观点各异。2020 年哈佛大学与波士顿儿童医院的研究者们在《新英格兰医学杂志》发表了一篇名为《牛奶与健康》的综述性文章[46]，他们通过整理自 20 世纪 70 年代至今的百篇关于喝牛奶与人体健康状况研究的文献，从牛奶成分和牛奶对生长发育、骨骼健康与骨折风险、体重增加与肥胖、心脑血管疾病的影响等方面综合分析了喝牛奶的"利与弊"，结论指出过量饮用牛奶对上述疾病的恢复和预防并无显著作用，但在营养相对缺乏的条件下，尤其对于正在长身体的青少年儿童，每日摄入合理量的牛奶是有益的。值得注意的是，研究者在文中强调的是"过量摄入牛奶"（现在美国人牛奶摄入量普遍高于推荐摄入量 237ml）；文章中许多关于牛奶对疾病影响的研究多基于西方发达国家，即文中所说的营养摄入普遍过剩的国家，这些国家居民在饮食习惯与膳食结构方面与中国存在明显差异；此外，作者在文章最后也强调牛奶所谓的"不利"之处，也是看和哪类食物比——如果是与含糖饮料、红肉相比，还是牛奶更好；与此同时，作者还建议

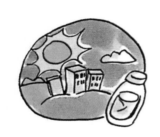

在补充钙元素和蛋白质来源方面并不要单一局限于牛奶，植物蛋白、坚果等也都是不错的选择（这也正是膳食多样性的重要体现）。

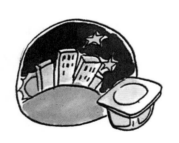

《中国居民膳食指南（2016）》建议，每人每天摄入的奶及其加工制品应相当于 300 克液态奶。而据最新调查显示，2018 年我国乳制品人均消费量仅为 36 千克，相当于每天约 100 克，远没有达到推荐摄入量，仅为世界平均水平的 1/3。所以与西方发达国家相比，中国居民并不用过于担心过量摄入牛奶对人体不利的问题，在适量范围内，牛奶仍然是补充优质蛋白的好来源。

豆类的营养价值非常高，我国传统饮食讲究"五谷宜为养，失豆则不良"，意思是五谷是有营养的，但没有豆子就会失去平

衡。也就是说，碳水虽然重要，但蛋白质必不可少。豆类中的蛋白质含量高、质量好，其营养价值接近于动物性蛋白质，是最好的植物蛋白。以大豆为例，大豆中含有约 40% 的蛋白质，蛋白质含量居植物类食物之首。大豆蛋白中氨基酸组成比例接近人体所需的理想比例，尤其富含赖氨酸，恰好弥补了禾谷类食物赖氨酸不足的缺陷。因此，大豆常被称为"田中之肉""绿色牛奶"[47]，用豆类代替一定量的动物性食品，是解决城乡居民营养不良和营养过剩双重负担的好方法。大豆中脂类物质含量为 20% 左右，其中不饱和脂肪酸占一半以上。大豆磷脂是大豆脂类中重要的功能成分，具有促进脑神经发育、抗衰老作用[48]。豆类中的维生素以水溶性 B 族维生素居多，比谷类含量高；还含有脂溶性维生素，如维生素 A、β - 胡萝卜素、维生素 E 等。豆类还富含钙、磷、铁、钾、镁等矿物质，每 100 克大豆含有约 200 毫克钙，其钙含量是小麦粉的 6 倍、稻米的 15 倍。大豆也是膳食中难得的高钾、高镁、低钠食品。

大豆除了含有上述的各类营养素之外，还含有许多特有的功能活性成分，这也是大豆具有诸多医药和保健功能的原因。为大家最熟知的当属大豆异黄酮，其在大豆中的平均含量为 1.90 毫克 / 克，可抑制刺激癌细胞增长的酶的活性，具有防癌、抗癌功效，还可以预防动脉粥样硬化、缓解女性更年期综合征的症状、预防乳腺癌和骨质疏松症等。西安交通大学公共卫生学院联合哈佛大学，于 2020 年在《循环》杂志上发表了一篇关于大豆及其制品和大豆异黄酮摄入量与患冠心病风险的研究文章。该研究结果显示大豆异黄酮摄入量与患冠心病风险呈负相关；与不食用豆腐的人群相比，每周至少吃一次豆腐的人群冠心病患病率可明显降低。同时研究还发现，此效果对绝经期前女性和未采用过激素疗法的女性更为显著[49]。大豆膳食纤维主要存在于大豆加工副产物（豆皮、豆渣）中，其可以通过延缓肠道对葡萄糖的吸收，以及减少肠激素来降低血糖浓度。大豆低聚糖是一种与蔗糖有相同甜度的功能性多糖，它具有改善人体消化系统功能、降低血压和胆固醇、清除体内毒素和延缓衰老等生理功能[50]，也是 FDA 最早认可的保健食品低聚糖的原材料。

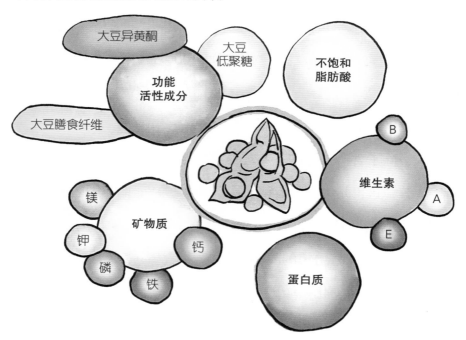

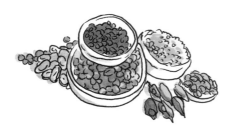

另外，豆类种类丰富，除了大豆以外，可供我们日常食用的还有赤小豆、绿豆、黑豆、豌豆、蚕豆、芸豆、鹰嘴豆等。豆类的主要成分是蛋白质、碳水化合物和脂肪，其中赤小豆蛋白质含量较高；绿豆碳水化合物含量较高；在脂肪含量方面，黄豆脂肪含量最高，其次是黑豆[51]。从中医食疗角度来看，红豆具有健脾益胃、利尿消肿、通气除烦的功效，李时珍称之为"心之谷"；绿豆维生素含量丰富，还具有降血压、缓解疲劳的效果等。故我们在选择豆类食材时，也无须仅选择大豆及其加工制品，选择多样化才可更加有效地达到均衡膳食的效果。

《中国居民膳食指南（2016）》建议要经常吃豆制品，推荐豆类及豆制品平均每人每日的摄入量为40克大豆或其制品。2019年世界权威医学杂志《柳叶刀》发布了一份名为《1990—2017年195个国家的膳食风险对健康的影响：2017年全球疾病负担研究的系统分析》的报告，该报告建议豆类及其制品的平均最佳摄入量最少为每日60克[1]。而据最新调查数据显示，我国居民每天人均摄入豆类仅为25克，和推荐摄入量仍有很大差距。虽然豆类是补充人体蛋白质的优良食物来源，且具有诸

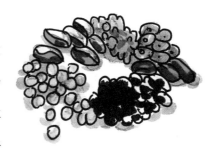

多保健功能，但一次性食用过多也会造成蛋白质消化不良，出现腹胀、腹泻等症状。另外，本身具有肠胃疾病的人群和痛风患者最好减少豆类的摄入或选择其他替代食材。

豆类和奶类作为人体的优质蛋白质来源，对提高人体免疫力有不可或缺的作用。在传染性疾病流行期间，我们更应该适当增加奶类和豆类的摄入。

小问答 ——孩子不喜欢喝鲜奶怎么办?

鲜奶对人体有诸多益处，尤其对少年儿童来讲，鲜奶是最佳的蛋白质来源。一般来讲，一岁以上幼儿就可以开始喝鲜奶，但是有些孩子却不爱喝。对于不喜欢喝鲜奶的孩子，家长应该采取哪些办法呢? 首先家长要根据孩子平日生活和饮食习惯，了解孩子不喜欢喝鲜奶的真正原因，再根据具体原因想办法解决。

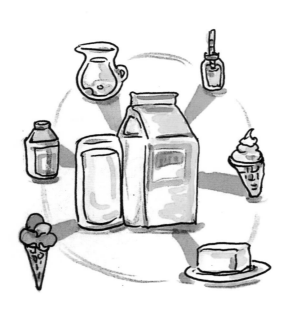

总结下来，孩子不喜欢喝鲜奶的原因一般有两种。一是该儿童本身是乳糖不耐体质，喝鲜奶会感到肠胃不适。如果是这种情况，家长

可以为孩子选择不含乳糖的牛奶，或酸奶、奶酪等。对于酸奶，家长还可以购买一台便捷的酸奶机在家 DIY。对于奶酪及相应制品，应尽量选择配料表简单的商品，并轮换购买不同品牌的产品。二是饮食习惯问题。有些孩子感觉鲜奶的味道单调，那可以加入些孩子爱吃的谷物或冲调饮品一同食用。另外也可以选用添加了乳糖酶的牛奶，因牛奶中的乳糖被乳糖酶分解为半乳糖与葡萄糖，会使该类产品带有一丝甜味，相信小朋友们也会更偏爱。如果以上办法还是不奏效的话，家长还可以继续为孩子购买相应年龄段的配方奶粉饮用。

小问答 ——豆腐和素肉，你要吃哪种？

近些年，素肉食品越来越多，人们选择它的理由多为"吃起来像肉，味道好又不担心长胖"。其实则不然，这些素肉产品并没有那么健康，可以偶尔吃，但不能经常吃，更不能代替豆腐和肉类。现在市场上的素肉产品一般是用大豆或面粉为主料，并辅以各种的调味料加工而成，具有高盐、高油、味道浓郁的特点。稍微留心点就不难发现，一般这类产品的配料表都十分复杂，除了主料、饮用水以外，盐一般会排在配料表中比较靠前的位置，其营养成分表中每份产品中所含钠元素的 NRV% 一般都大于50%，甚至大于100%。除了盐以外，配料表中各种甜味剂、防腐剂、香精、稳定剂也是多种多样，毕竟这种以豆类或面粉为主料的食品，想吃出肉的味道来，多样的香辛料、食品添加剂和植物油是必不可少的。所以对于此类食品还是少吃为好，不如选择豆腐和肉类，它们都是很好的天然蛋白质来源，只要摄入量合理都是对人体健康有益的。

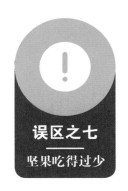

误区之七

坚果吃得过少

从植物学角度讲，坚果泛指果皮坚硬木质化的干果类植物果实，属于干果分类中的闭果[52]。坚果虽然体积小，但大多营养丰富，含有丰富的脂肪、碳水化合物、蛋白质、维生素、矿物质和膳食纤维。

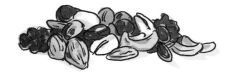

因为坚果脂肪含量普遍较高，食品工业上多用坚果进行榨油，所以很多人一听到"坚果"二字，就会想到不利于健康、导致肥胖等。其实则不然，坚果中的脂肪主要以不饱和脂肪酸的形式存在，例如亚麻酸和亚油酸，都属于常见的不饱和脂肪酸，故减肥人士在减肥期间也完全可以享用美味的坚果（但要适量）。中国科学院上海营养与健康研究所在美国《糖尿病护理》杂志刊登的一项研究表明，适量摄入亚油酸有助于降低患 2 型糖尿病的风险。研究人员对 8.9 万名女性以及 4.2 万名男性的随访数据进行整理分析，结果显示亚油酸摄入量与 2 型糖尿病患病风险呈负相关。当用亚油酸等热量替换饱和脂肪酸、碳水化合物和反式脂肪酸时，2 型糖尿病患病风险分别降低了 14%、9% 和 17%。该项研究在最后也提到，适量食用富含亚油酸的坚果和植物油等食物，限制摄入不健康的脂肪和碳水化合物，可有效降低罹患 2 型糖尿病的风险[53]。

除了丰富的脂肪外，坚果还含有蛋白质、碳水化合物、膳食纤维、维生素和矿物质。我们平日经常见到的杏仁，每 100 克中，除了含有 45.4 克脂肪外，还含有 22.5 克蛋白质、23.9 克碳水化合物、8 克膳食纤维和 18.53 毫克维生素 E，可以说是平日摄取蛋白质和维生素 E 的良好食物来源[54]。维生素 E 作为一种抗氧化活性物质，能够保护细胞免受自由基的伤害，可预防动脉粥样硬化和多种癌症，同时还有抗衰老、预防皱纹及色斑产生的效果，特别有益于女性朋友。除此之外，坚果中的不饱和脂肪酸、优质蛋白质和氨基酸也为大脑神经细胞生长发育提供物质基

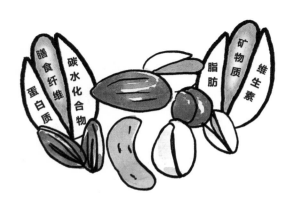

础。维生素 B_1、维生素 B_2、维生素 B_6、维生素 E 及钙、磷、铁、锌等均为大脑神经细胞生长发育提供重要物质保障。故坚果是孕妇和儿童的理想零食。

坚果益处多多，我们应该如何食用坚果，食用时又应该注意些什么问题呢？

《中国居民膳食指南（2016）》建议，每人每周吃坚果50～70克，即每天10克左右。从实际情况来看，《中国统计年鉴》数据显示，我国居民日均坚果消费量仅为3.5克，相当于每周24.5克，不足推荐量的一半。故亟待在全民普及食用坚果的科普知识，增加消费量。这不仅有益于城乡居民身体健康，而且还有利于促进特色农产品发展，助力脱贫致富。因为我国许多坚果产区都是贫困地区。

坚果虽好，可也不能贪多，因坚果富含脂类物质，故热量明显高于蔬果和谷物。100克板栗的热量是212千卡，与180克米饭的热量相同；100克榛子的热量为594千卡，相当于500克米饭的热量；100克杏仁的热量为562千卡，等同于480克米饭的热量。正如《中国居民膳食指南（2016）》中的建议所述，每天10克坚果即可。

在超市选择坚果时，专家建议，最好选原味的坚果，避开盐炒、糖焗和过油加工的。坚果本身脂肪含量较高，高温加工难免会使脂类物质氧化变质，造成营养的破坏。加工过程中添加的糖和油会使热量本来就不低的坚果"火上浇油"，况且加工过后的坚果味道更加诱人，难免会使人一不小心就食用过量。

在挑选完心仪的坚果种类过后，接下来就是查看商品保质期，这对选择坚果尤其重要，一定要购买生产日期最近的坚果商品，最好是刚出厂不久的。这主要是因为放置时间较长的坚果容易含有黄曲霉毒素和产生脂类物质氧化现象。平日吃到过发苦的瓜子或者怪味道的坚果时，一定要马上吐掉并及时漱口，因为瓜子很有可能已经发生了霉变，并产生了黄曲霉毒素。黄曲霉毒素到底有多可怕呢？ 1993 年从属 WHO 的国际癌症研究机构将黄曲霉毒素设为 1 类致癌物质（有充分证据证实其致癌），若摄入 1 毫克就可能致癌，一次性摄入 20 毫克直接致命。所以大家在买坚果时，一是尽量选择新鲜的坚果；二是每次少买，避免长时间存放。如若需要保存，则需要选择洁净干燥的玻璃瓶密闭保存，并保证贮存环境温度不要过高（夏天可存放在冰箱）。

坚果最好是充当上午或者下午的简单零食。尽量不要在晚饭后和睡觉前吃坚果，否则会加重肠胃负担。另外，已患有腹泻和咽喉问题的人群就尽量不要食用坚果，否则会加重病情。

总之，建议大家适当补充一些坚果。坚果不仅有助于我们提升免疫力、增强体质、预防疾病等，还有一定的补肺润肺功效。坚果不仅从营养学角度来看是脂肪、蛋白质的优质来源，从中医中药理论来讲也具有诸多功效。例如杏仁具有生津止渴、润肺定喘的功效，常用于肺燥喘咳等患者的保健与治疗。同时，中医认为核桃具有补气养血、温肺润肠的功效，临床用于治疗肺肾两虚。

小知识 ——几种坚果的营养素含量

几种常见坚果（100 g）的营养素含量如表6所示。

表6　常见坚果的营养素含量

（以每100克可食部计）

	蛋白质（克）	脂肪（克）	碳水化合物（克）	膳食纤维（克）	维生素A（视黄醇当量）	维生素E毫克	钙（毫克）	铁（毫克）	锌（毫克）
核桃（干）	14.9	58.8	19.1	9.5	3	43.21	56	2.7	2.17
板栗（干）	5.3	1.7	78.4	1.2	3	11.45	–	1.2	1.32
松子仁	13.4	70.6	12.2	10	1	32.79	78	4.3	4.61
杏仁	22.5	45.4	23.9	8	–	18.53	97	2.2	4.3
榛子（炒）	30.5	50.3	13.1	8.2	9	25.2	815	5.1	3.75
腰果	24	50.9	20.4	10.4	4	6.7	19	7.4	5.3
开心果	20.6	53	21.9	8.2	–	19.36	108	4.4	3.1

数据来源：《中国食物成分表（标准版）·第一册》（第6版）

小贴士 ——咀嚼力不佳的幼儿和老年人怎么吃坚果

老年人和儿童在食用坚果时要格外小心，避免因咀嚼不充分等问题导致意外发生。据中国疾病预防控制中心营养健康所的一项对15个省老年居民的抽样跟踪调查结果显示，坚果消费率仅为 17.8%，而老年人因为咀嚼障碍，坚果消费率更低。老年人和低龄儿童在食用坚果前，照看人可根据情况将整粒坚果加工成较小颗粒，以方便他们咀嚼、吞咽；另外还可以购买坚果酱，抹在馒头、面包上食用。

误区之八

吃得太精细

新中国成立初期，我们食用的米和面是"九二米""八一粉"，意思是大米和小麦在加工过程中，稻谷出米率是 92%，小麦出粉率是 81%。在后来甚至还有"九五米""八五粉"。改革开放以后，随着我国农业生产快速发展和农产品加工能力快速增长，人民生活水平不断提升，消费者愈加追求精白米面带来的好口感，而忽略了营养和健康。现在我们每天吃的稻谷出米率平均在 64% 左右，小麦出粉率平均在 75% 左右。除了种植品种调整的因素外，粮食作物加工过度的现象也越来越严重，结果就是城乡居民的主食消费呈现出越来越精细化的趋势。

为满足现代市场消费需求，我国谷物加工企业也愈加追求"白、精、美"，面粉成了"雪花粉"，大米成了"亮精精"，精米白面把谷物籽粒表皮皮层和胚芽几乎全部去掉，仅保留胚乳部分，造成谷物营养成分的极大损失。随着加工精度不断提高，面粉中的蛋白质、矿物质、纤维素和维生素等含量逐渐降低。研究表明，在加工过程中，蛋白质、维生素 B_1、维生素 B_2、烟酸、铁、钙、锌等分别损失了 15%、83%、67%、50%、80%、50% 和 80%[55]。对于稻谷而言，米糠虽然仅占稻谷质量的 5% ～ 8%，却集中了稻谷 64% 的营养素，其中含有 15% ～ 23% 的脂肪、14% ～ 16% 的蛋白质、25% ～ 40% 的膳食纤维，还有大量的 γ - 谷维素、多酚化合物、维生素 E 等生理活性物质[56]。单从这两组数据不难看出，长期食用精米白面且采用膳食结构不合理（主食多但蔬果少）的饮食方式势必会对身体健康造成一定威胁。2019 年 4 月，《柳叶刀》发布了全球饮食报告，报告中显示中国因饮食结构问题造成的心脑血管疾病、肿瘤和 2 型糖尿病等疾病的患病率与死亡率明显偏高，且在世界人口前 20 的大国中居首位。造成这一现象的三大"杀手"是低杂粮饮食、高钠饮食与低水果饮食，"低杂粮饮食"是其中的"罪魁祸首"。糙米、米糠与麦麸中的膳食纤维含量丰富。研究显示谷物中的膳食纤维可防止肠道癌的发生，降低心脏病发病率；增加人体饱腹感、控制体重；有效控制血糖浓度，预防和缓解糖尿病[57,58]。谷物中的维生素 E、小麦麸皮中的多酚化合物和胚芽中的植物甾醇都是良好的抗氧化剂，均可使机体免受氧化损伤[59,60]。

在日常膳食中，如果能更多地食用全麦粉的话，有益于我们身体健康的纤维素、维生素都可以得到很好的补充。特别是纤维

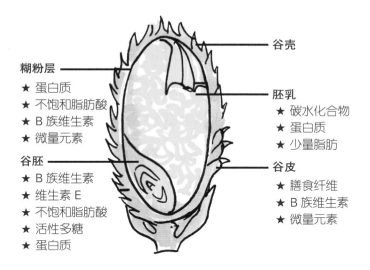

糊粉层
　★ 蛋白质
　★ 不饱和脂肪酸
　★ B 族维生素
　★ 微量元素

谷胚
　★ B 族维生素
　★ 维生素 E
　★ 不饱和脂肪酸
　★ 活性多糖
　★ 蛋白质

谷壳

胚乳
　★ 碳水化合物
　★ 蛋白质
　★ 少量脂肪

谷皮
　★ 膳食纤维
　★ B 族维生素
　★ 微量元素

素，当前，中国居民的平均每天摄入量为 6 克左右，而《中国居民膳食指南（2016）》要求是 25 ～ 30 克。

　　主食精细化和谷物过度加工除了会对居民营养与健康造成严重影响，增加慢性病的患病率和死亡率之外，从工业角度来看，还极大浪费了谷物原粮和水电等能源。刘春明研究员和他的团队成员创造性地把水稻胚乳糊粉层由单层增加到多层，有的品系甚至达到 10 层，使水稻籽粒的营养价值成倍增长。如果不改变传统加工方法，大部分水稻胚和糊粉层就会被磨掉，此前瞻性的科研成果价值就难以展现。

　　过度加工问题，需要全社会共同努力解决。一方面需要国家通过推动产业政策、产品标准等加以引导；另一方面，我们每一个消费者也要强化吃全谷物的理念。购买食物时，不要只选择好吃、好看的，更要注重食物的营养成分丰富、均衡，多选择轻加

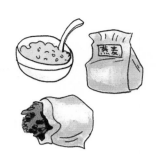

工食品。我们现在所提倡食用的全谷物食品常因其"卖相不佳、口感不好"，在我国并没有真正被消费者所接纳。所谓全谷物，是指未经精细化加工或虽经研磨、粉碎、压片等处理但仍保留了完整谷粒所具备的胚乳、胚芽、麸皮及其天然营养成分的谷物。常见的全谷物有全麦、糙米、燕麦、荞麦、玉米、小米、高粱米、薏米等。这其中有些部分也就是我们老百姓平日所说的"粗粮"。

粗粮一般指水稻和小麦以外的粮食，除了豆类和块根块茎类作物，常见的粗粮有小米、红米、黑米、紫米、高粱、大麦、燕麦、荞麦等。这些粗粮加工过程简单，普遍保留了丰富的不可溶性纤维素，它们同上述的谷物膳食纤维功能相同，能够帮助人体消化系统正常运转，增加食物在胃肠里的停留时间，延迟饭后葡萄糖吸收的速度，降低血液中血糖、胆固醇和甘油三酯的浓度，从而有效减少人们患高血压、糖尿病、肥胖症和心脑血管疾病的风险。

一些粗粮还富含许多人体必需的营养素。燕麦富含蛋白质、

谷物中膳食纤维的功能

助消化　　　　降血压　　　　降血糖　　　防治肥胖症　防治心脑血管疾病

B 族维生素、β – 葡聚糖、皂苷、钙、铁、锌等，长期食用能够调节血糖代谢、抗炎及缓解自身免疫疾病[61,62]。小米富含维生素 B_1、维生素 B_2，有助于预防多种皮肤疾病。中医认为，小米入脾肾，补肾益气，李时珍曾称小米为"肾之谷"。荞麦中的黄酮类物质和多糖在降血糖、降血脂和抗癌方面具有良好效果[63]。除此之外，还有许多粗粮都具有非常好的保健作用。

燕麦
富含蛋白质、B 族维生素、β – 葡聚糖、皂苷、钙、铁、锌等，能调节血糖代谢、抗炎及缓解自身免疫疾病。

小米
富含维生素 B_1、维生素 B_2，有助于预防多种皮肤疾病。李时珍称其为"肾之谷"。

荞麦
富含黄酮类物质和多糖，有降血糖、降血脂和抗癌的作用。

长期以来，由于粗粮能量少、口感差，在老百姓生活水平迅速提高后，粗粮逐渐从大部分人的主食清单上消失了。那我们如何才能逐渐改变"食不厌精"的饮食习惯？首先大家应从营养健康的理念出发，形成一种新的认识——主粮食品对于我们已不仅仅限于补充能量和满足食欲，而是要更多发挥调节生理机能、保持身体健康的作用。建议大家在日常饮食中合理选择适合的主粮搭配，"粗细"结合。在食用量方面，《中国居民膳食指南（2016）》建议，每天最好能吃 50 ～ 100 克粗粮，或占主食的1/3。另外，不能简单通过食品包装袋上的名称就判断某种食品是全谷物或粗粮食品。我国相关食品预包装标准规定：各种配料应按制造或加工食品时加入量的递减顺序——排列。按照此规定，全麦面包的产品配料表中的第一位应该是全麦粉，但市面上不少所谓的"全麦面包"并非如此，排在第一位的通常是普通小麦粉。我国目前还未对"全谷物食品"作出具体规定，但在国际社会，欧盟规定"全谷物食品"干基部分至少30%以上为全

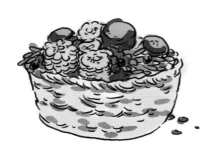

谷物且比例大于精制谷物，美国规定全谷物成分占总质量的51%及以上的食品才可以标注为"全谷物食品"。

小贴士 ——粗粮储存技巧

一般粗粮变质主要分为两种情况，一是粗粮中的脂肪被氧化，出现"哈喇"味；二是粗粮发生霉变。这两种情况会对粗粮品质造成损害并产生黄曲霉毒素等致癌物质。因此，要用正确的方法储存粗粮。粗粮的储存方法有多种，可以选择材质安全的收纳盒（罐）盛放，也可以将粗粮置于包装袋抽真空保存。若是长期存放，将粗粮置于冰箱冷冻层也是不错的选择。总体来讲，粗粮需要在干燥、低

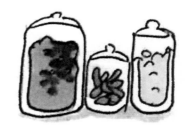

温、避光、氧气较少的条件下进行储存。但还是建议大家，根据自家饮食情况，购买可供 1～3 个月食用的粗粮即可，避免长期存放。

小贴士 ——一口下去，十种粗粮

这里为大家分享一种杂粮点心的做法，可以利用周末做好，放入冰箱冷冻，在工作日食用前，上蒸屉蒸熟即可。

将黄豆、黑豆、青豆、红芸豆、紫米、糙米等置于清水中浸

① 黄豆、黑豆、青豆、红芸豆、紫米、糙米等置于清水中浸泡过夜。

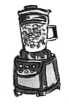

② 加水，用料理机将其打成均匀的杂粮糊。

③ 待杂粮糊冷却后，添加少许面粉和酵母粉，搅拌均匀，揉捏成面团静置。

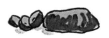

④ 在杂粮面团醒发期间，将红薯或紫薯切片，上屉蒸熟后捣成薯泥备用。

⑤ 待面团膨胀后，将其充分揉捏，并分成大小合适的面剂，包入薯泥，上蒸屉蒸熟。

* 照这个思路，也可以做出美味的杂粮发糕。

泡过夜；加入适量水，用料理机将其打成均匀的稠杂粮糊；待杂粮糊冷却后，添加少许面粉和酵母粉，均匀搅拌，揉捏成面团静置；在杂粮面团醒发期间，将红薯或紫薯切片，上蒸屉蒸熟后捣成薯泥备用；2小时后（只要面团膨胀即可），将面团充分揉捏，并分成大小适宜的面剂，包入薯泥，上蒸屉蒸熟即可。提前将杂粮浸泡打成稠糊的方法，改善了传统粗粮制品粗糙的口感，更易为大部分人接受。

按照这个思路，还可以将杂粮糊与烫过的玉米粉（这样吃起来口感会软）、面粉混合，放入发酵粉、枣片、葡萄干等做成杂粮发糕，也是很美味的。

小贴士 ——这些人可能并不太适合吃粗粮

粗粮虽是好东西，但食用量也需要控制（占主食 1/3 或 50 ～ 100 克 / 天），而且也不是适合所有人群。相对于细粮来讲，粗粮膳食纤维含量高，更容易给人带来饱腹感，但膳食纤维摄入过多，不利于肠道对营养素的吸收。故对于正在长身体的儿童和青少年来讲，少吃粗粮为好，因其在营养吸收和能量供给方面相对欠缺；从事体力劳动的人群，摄入过多粗粮也是无法满足其日常能量需要的。免疫力低下的人群若摄入过多粗粮，对蛋白质的吸收会受到不利影响，免疫力无法得到提升；肠胃功能差、有消化系统疾病的人群若摄入过多的粗粮，肠胃负担加重，会有不适之感。

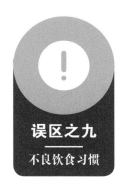

误区之九
不良饮食习惯

人类社会目前正处于经济高速蓬勃发展时期和前所未有的高度文明时期，也在从数字化、信息化时代逐步迈向智能化时代。但就是在这种新旧事物快速交替变更中，从悠久历史中沉积下来的陋习和不断冲击着现代人的新鲜事物使我们在日常饮食习惯中，还存在着许多不文明、不科学的地方。比如聚餐时酗酒、就餐时间不规律、暴饮暴食、长期吃外卖、猎奇饮食心理，以及饱受争议的桌餐，等等。

中国的酒文化源远流长，在中国上下五千年的历史长河中始终占有一席之地。据考古学家发现，早在史前时代，原始人已经发现野果霉变后流出的水很好喝，这可算是酒文化的开端。酒已经成为中国传统文明与传统艺术的一种表达形式，我国古代文学作品中也处处是酒的身影："醉里从为客，诗成觉有神""俯仰各有志，得酒诗自成""雨后飞花知底数，醉来赢得自由身"……就餐时适量饮酒，既可抒发情感、活跃氛围、愉悦心情，也有利于促进消化和增加食欲。中国酒文化中有着厚重的内涵：喝酒更多是一种文化消费，需要遵循礼节；谨防长期大量饮酒，避免产生瘾性；更要坚决防止酗酒后丧失理智，做出有伤风化，甚至违法乱纪的行为。

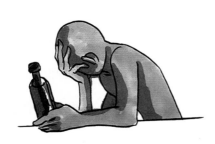

过度饮酒不仅"误事"，最重要的是还会"伤身"。大量医学证据表明，过量饮酒不仅会损伤胃肠道黏膜，进而影响营养成分的吸收，也会对肝脏造成伤害，影响人体的正常代谢。

2018 年，WHO 发布了全球酒精与健康报告。报告中显示：全球每年约有 300 万人死于饮酒，占全部死亡人数的 5.3%；平均每 20 位死亡案例中就有 1 例是因饮酒造成的；在饮酒相关死亡中，男性占 3/4；每分钟因饮酒死亡的人数就有 6 人。因酒致死的人数比艾滋病、暴力和交通事故致死人数总和都要多。报告中还指出，虽然饮酒量在全球范围内呈下降趋势，但中国人均酒精消费量在增加，且戒酒率下降。报告中还特别指出，通过对北京 302 医院病历进行统计显示，每年有超过 4 万名患有肝病的患者就诊。在 2002—2013 年，酒精性肝病占比翻了一倍多，其中该病男性患者占总患者数量的 98%。报告称"中国酒精性肝病患者人数正以惊人的速度上升"。

　　饮酒"杀人"手段多种，与200多种健康问题有关，肝硬化和癌症就是最常见的两种疾病。人体饮酒后，酒中的乙醇主要在肝脏进行分解代谢。乙醇在肝脏中经乙醇脱氢酶、过氧化氢酶和肝微粒体乙醇氧化酶催化分解，生成乙醛，乙醛再被乙醛脱氢酶分解生成乙酸，并进入全身肌肉和脂肪组织，最终被分解成无毒的水和二氧化碳。在此过程中产生的乙醛会对身体造成危害。酒精性肝损伤主要是因为乙醇和其代谢产物乙醛会加速细胞氧化应激和脂质过氧化，不但会引起营养失调，还会直接造成肝中毒，诱发脂肪肝，进而导致肝脏炎症、坏死、进行性纤维化和肝癌[64]。

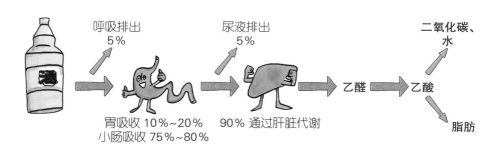

呼吸排出 5%　　尿液排出 5%　　二氧化碳、水

乙醛　　乙酸　　脂肪

胃吸收 10%~20%　　90% 通过肝脏代谢
小肠吸收 75%~80%

　　酒精除了直接对人体健康造成伤害之外，还会间接造成不必要的人身伤害，如交通事故、自我伤害和人际暴力等。2019年上半年，全国共查处酒驾、醉驾90.1万起，其中醉驾17.7万起。因酒驾、醉驾导致死亡交通事故1 525起，造成1 674人死亡；导致非死亡交通事故7 512起，形势非常严峻。

随着都市生活节奏加快，工作压力加大，越来越多的人不太注重饮食的定时与定量，而科学研究表明，食物只有在消化道里停留足够的时间，才能被消化，因此两餐之间以相隔 4～5 个小时为宜。同时，胃肠中的消化酶、消化液的分泌也是有规律的，如果不定时定量饮食，就极容易造成消化功能紊乱。另外，睡前吃得过饱、吃了就睡都不合理。一方面，装满食物的胃会不断刺激大脑，使人难以安然入睡；另一方面，饭后就躺下，会使得胃肠蠕动减弱，影响食物的充分消化，长期如此还会引发反流性食管炎、咽喉炎等。

近年来外卖行业的蓬勃发展，使人们足不出户就能吃尽天下美食。但外卖食品不仅存在着卫生方面的隐患，而且一般油大、盐重、调味品多，隐藏着诸多健康风险。

2019 年初，国家癌症中心发布的全国癌症统计数据显示，2015 年全国恶性肿瘤患者约 392.9 万人，癌症死亡率排前五位的疾病依次是肺癌、胃癌、结直肠癌、肝癌和乳腺癌。其中，胃癌、结直肠癌、肝癌均与人们平日不良饮食习惯息息相关。而且更加让人痛心的是，肠胃病患病人群正在逐年呈现年轻化的趋势。本文开始已提到，我们目前正处于一个高速发展的社会环境，现代人生活节奏加快，经常会出现连正常一日三餐都无法保证的现象，由此导致的饮食不规律，经常吃夜宵并偏爱重油、重盐、重辣口味等因素，无不是引发肠胃疾病的"罪魁祸首"。面对这一普遍的社会现象，静下心来仔细分析，究其本质其实还是人们并没有把身体健康放在首要位置。毛泽东主席就曾经说过"身体是革命的本钱"，若是一个人身体垮了，一切都免谈。"没时间买菜和做饭、工作忙"只是一个借口。其实，做饭是一件很美妙、很幸福的事。做一手好菜，可以根据家人的喜好为他们量身定做菜品，成为自己和家人身体健康的坚强护卫。下厨房，也是一种很好的休闲方式。工作了一天回到家里，打开音乐，开始演奏"锅碗瓢盆交响曲"，很有生活情趣。我很喜欢做饭，我的体会是，只要主观上不拒绝、不排斥，做饭就可以从不会到会，再到得心应手。对于工作繁忙的上班族来说，可以在周末采购好下一周要吃的食材或是充分利用网上平台购买当日所需；提前将食材自制成各种半成品，缩短工作日做饭的时

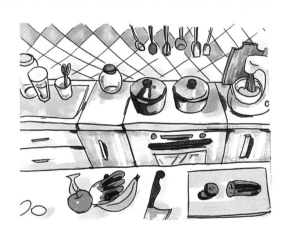

间；平日的工作午餐可以选择带饭进而减少点外卖的次数等。只要多动脑筋，一个个的生活小妙招不仅会帮你改变不良饮食习惯，还可使你在忙碌的生活节奏中体会出一丝悠闲和惬意。

桌餐是中华民族的饮食习惯，但桌餐过程中如果不使用公勺公筷，容易导致传染性疾病的交叉感染。其实我国古代一直有分

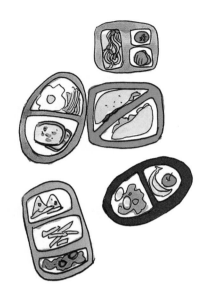

餐的传统，早在殷商时期，人们采用的就是"一人一鬲"的分餐制，《春秋》《史记》等历史典籍也都对"分餐而食"有详细的描述。当代的不少影视作品也如实地还原了我国古代一人一案的筵席场景。另外，桌餐不仅不卫生，还容易产生大量的食物浪费。据中国科学院地理科学与资源研究所一项调研统计，我国餐饮业人均食物浪费量为每人每餐 93 克，浪费率为 11.7%，大型聚会浪费更是高达 38%，主要就是由于人们对桌餐不易掌握饭量，通常会多弄些菜。

健康的饮食文化，不仅包括吃什么，还要注意怎么吃。上述这些不良的饮食习惯，不仅会在一定程度上损害我们的身体健康，长此以往，中华民族璀璨的饮食文化瑰宝，也将不能发扬光大。我们已经进入营养健康新时代，每个人都要应时代的要求，理性认识民族饮食文化，取精华、去糟粕，养成现代的、科学合理的饮食习惯，把防止"病从口入"落在一日三餐，吃出一个文明、健康、幸福的新景象！

小贴士 ——如何理智点外卖

近几年，外卖行业的兴起为忙碌的上班族提供了强有力的后勤保障，手指在手机上简单地点几下，不到一小时的时间，一份美味可口的饭菜就送到了手中。点外卖已是一个难以避免的现象，那怎样才能做到健康点外卖呢？这里总结几点经验分享给大家。

一是选择有实体门店的相对正规的外卖商家，这主要是从餐品卫生和安全角度考虑。

二是点餐时要注意"营养均衡"原则，蔬菜、肉、主食要全，粗细粮要搭配。避免仅点炒饭、炒面这种简餐，那样会让你摄入过多精细粮，而缺乏膳食纤维、蛋白质的摄入。如果确实喜欢这种简餐，建议上班时从家带上一个水果、一盒鲜奶或酸奶，作为上午或下午加餐，来保证全面营养素的摄入。另外，在家吃早饭、晚饭时多吃些蔬菜、粗粮等。

三是避免油多、盐多。相比家中自己做的饭菜，大部分外卖餐品添加的调味品会过于丰富，味道也会更加浓重。如果点到了这样的外卖，在用餐时可准备一小杯水，将食物在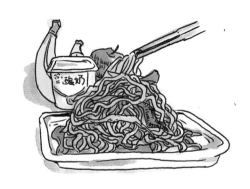

水中轻涮一下再吃，以避免摄入过多的油和盐。

小贴士 ——如何 DIY 第二天的快手工作餐

虽然外卖为上班族提供了方便快捷的进餐方式，但如果办公地点的硬件条件允许（配有冰箱、微波炉等），还是提倡自己动手准备工作餐。午餐应是一日三餐中比较丰富的一顿，但拆解开来，无非就是主食和菜品两部分。

米饭、面条、干粮是我们常见的主食。对于米饭，我们可以选择在前一天晚上临睡前，将米料放入蒸饭锅蒸好，第二天早上就可以直接放入饭盒。米料我们可以任意选择，除了常用的大米外，糙米、燕麦、红薯、山药等都可加入，这比单独一碗白米饭可营养多了。馒头可以选择周末在家 DIY，或去超市选购并放入冰箱冷冻保存，带饭前一天或早上蒸熟即可。也可参照本书前部分杂粮点心的做法，做一些美味健康的杂粮干粮。熟面条不方便外带，可以与多种蔬菜和肉类搭配做成炒面。

菜品一般要荤素搭配。周末炖一些猪排、羊排，置于冰箱冷冻保存，带饭时热透即可。对于容易熟的鱼虾、鸡肉可以在前一天晚上做好，第二天直接装入饭盒。对于蔬菜，若是叶菜类，建议早上简单过下油锅炒熟即可；如果是根茎类，可在前一天晚上做好（如晚饭多做一些）。炒菜时，可以根据自己的喜好，选择 2～3 种蔬菜搭配炒，并可配上豆干、菌类等，保证一天可以摄入多种食材。除此之外，还可以根据自己的喜好，带上一盒鲜奶或酸奶、一个水果作为下午的加餐。

最后需要注意的是，尽量不要一下做很多，并连续几天带同样的饭，这样一是无法保证均衡营养摄入，二是如果炒菜放冰箱冷藏两天及以上，会有卫生隐患，并且口感也变得不好。

小贴士 ——如何优雅进餐

这里的"优雅进餐"并不是要说一些商务及重要场合的就餐礼仪，而是说一下细嚼慢咽的就餐习惯。在后文"一个健康饮食的案例"中也会提到，大部分人普遍存在吃饭速度过快的现象，好像时刻都要准备去"赶火车"。进食过快不仅会增加肠胃负担，不能使营养更好地被人体吸收，还容易让人吃得过多过饱，长期下去，会引发肠胃疾病和增加肥胖风险。在这里给大家说一个小妙招，让大家可以控制住自己的吃饭速度，那就是每吃一口饭，咀嚼大约 20 次再下咽，具体咀嚼几下可根据自己的饮食习惯调整。通过这种数数的方式有意识减慢进食速度，坚持 3 ～ 5 天你会发现，自己吃得没有以前那么多，也能及时体会到"快饱了"的感觉。

小知识 ——我国古代的分餐与合餐制

分餐制并非是西方独有的饮食习惯，其实在隋唐以前，中国古代社会一直采用分餐制。中国古代的分餐制自西周出现以来，就体现着森严的等级制度，即地位越高者，吃饭时所用的容器越多。隋唐以后，由于高脚桌开始替代摆放食物较少的低矮桌案，高脚椅使人们不再跪坐而食，合餐制的雏形开始形成。随着宋代餐桌变高、变大，合餐制进一步得到发展，到明清时期，人们进食时基本以合餐制（桌餐）为主了。

小问答 ——饿得睡不着怎么办

相信大家都有过"饿得睡不着"的情况，这时候我们应该怎么办呢？吃还是不吃？吃些什么？如果感到饥饿，只要条件允许，我们都应该吃些东西以消除饥饿感，若是在此时"硬扛"，反而对肠胃健康不利。临睡觉前觉得饿时，要吃些什么才合适呢？显然，像对一顿正餐一样对待它未免有些过于"正式"，而且由于睡眠期间肠胃功能减弱，睡前食用多而不易消化的食物会加重肠胃负担，影响睡眠质量。所以，我们应该选择易消化而又相对饱腹感较强的食物，如一片全麦面包或几片饼干，或者适量的代餐粉和牛奶、酸奶，但要避开肉类、蛋类等油脂和蛋白含量较高的食物。此外，最重要的一点是，大家最好调整自己的饮食习惯，避免出现睡前觉得饿的状况。

一个健康饮食的案例

之前总结了我们当今饮食存在的"四多"和"五少"，提出了饮食太精细、不文明的两个现象，介绍了健康饮食的三个理念。大家会感觉你把吃的问题怎么弄得这么复杂，会让我们感到茫然、很有顾忌，反而不会吃饭了。现在，我就从繁到简，通过一个案例，告诉大家科学的饮食其实很简单。

这里我向大家分享一个值得借鉴的案例——日本的健康膳食模式。WHO 在发布的《2018 世界卫生统计报告》中指出，日本蝉联寿命榜第一，平均寿命预期达到 84.2 岁，其中女性寿命 87.1 岁，男性寿命 81.1 岁。为什么日本人的人均寿命这么长？专家研究发现，日本人普遍采用健康的饮食方式是其人均寿命长的一个非常重要的因素。日本人的长寿饮食方法归纳起来就是五个字：杂、少、慢、鲜、白。

"杂"，是指食物多样。日本人每顿菜肴数量少但是品种多。一餐饭可能包含鱼、肉、蔬菜、水果、豆薯类和米、面等主食，花样繁多却分量适中，每顿饭摄入的营养十分均衡丰富，即使只

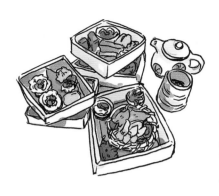

是一份便当，也力求最佳的营养搭配。

"少"，是指吃到八分饱。日本人吃饭有个习惯：他们会将种类繁多的菜用小碟装盘，小碟子摆满一桌，但是全部加起来的总量并不多，这种"分量控制"是日本料理文化中很重要的一部分。

"慢"，是指细嚼慢咽。日本是个十分注重餐桌礼仪的国家，认为在吃饭时"狼吞虎咽"是很不礼貌的行为，久而久之他们就养成了细嚼慢咽的习惯。人对食物的消化是从口腔开始的，细嚼慢咽能将食物磨成细小的颗粒，与唾液充分混合，也更容易被"运输"到接下来的消化道中进行消化吸收。随着年龄的增长，胃肠道的蠕动能力下降，细嚼慢咽能减轻胃肠道的负担，防治某些消化道疾病。此外，吃得越慢、咀嚼次数越多，越容易给大脑传达"我已经吃了很多"的信号，人就越容易感觉到饱，这对控制食量也是有所帮助的。

"鲜"，是指烹饪方式多为蒸煮或生食。日本人注重食材本身的天然味道，主要的烹饪方式是蒸煮或者生食，再蘸点酱料，就直接吃了。即使是油炸的天妇罗，也只是裹上一层薄薄的面衣，炸完后会用吸油纸吸去过多的油脂。但是要注意，生食的前提是要保证食品卫生安全。

"白"，是指少吃红肉，多吃白肉。日本是岛国，拥有丰富的海产品资源，所以日本人会吃大量的鱼、虾、贝类等海鲜，较少吃红肉。人们常吃的三文鱼、金枪鱼等深海鱼富含对人体有益的长链不饱和脂肪酸。

中华饮食文化源远流长，对世界产生的影响是巨大的。日本现今的饮食习惯，其源头很多其实还是来自中国传统的饮食文化。中国和日本原本就是一衣带水的两个国家，自公元前5世纪开始，中国文化就传入了日本列岛，中日之间便开始在各个方面进行交流，其中饮食文化便是交流的一个重要方面。中国人自古以来就讲究菜品的色、香、味俱全，在此影响下，日本饮食也注重色、形、味，在食材、烹饪技法、器皿和吃饭礼仪等方面都有着中国饮食的影子。日本人离不开的稻米是在公元前3世纪—公元前4世纪由中国以农耕文明形式传入日本的，日本人最爱的"拉面"谐音与中文"拉面"也很相似，他们爱食用的味噌等黄豆发酵调味料也是源自中国的谷酱。日本的茶道也起源于中国的茶文化，它将日常饮茶与宗教、哲学、道德、美学等融为一体，已发展成一门综合性的文化艺术活动，茶道文化也一直为日本各年龄段人群所重视和推崇。相比于日本的茶道，我国对自己的饮茶文化在保护和推广方面就做得不是很好。

随着改革开放的深入，社会经济和科技水平快速发展，我们的传统饮食方式和文化在潜移默化中也发生了许多改变，这其中有积极的变化，也有不好的方面。相比于日本人饮食"杂、少、慢、鲜、白"的特点，目前大部分国人的饮食特点则逐渐呈现出"单、多、快、重、红"的趋势。

"单"是指饮食结构过于单一。偏爱长期食用某几种食物似乎是许多中国人的饮食习惯，显然这种做法不能满足每日摄入食物种类至少12种且每周至少25种的要求，这也是造成中国人"隐性饥饿"现象普遍的主要原因。

"多"是指饮食往往过量。许多上班族经常不吃早餐，经过一上午的工作早已饥肠辘辘，在此种饥饿状态下往往会午餐吃得过多；在晚餐时间又因午餐吃得过饱放弃晚餐，致使夜宵成为睡前必备。如此恶性循环，使每餐都会食量过多。此外，我们大部分人采用的合餐方式不仅有卫生隐患，也会使人在用餐时不知自己吃了多少，缺乏量的概念。这也是现在提倡分餐的原因之一，分餐可以在餐前就帮我们提前控制好饭量，使我们做到心中有数。

"快"是进食速度过快。正如上文所说，进食速度过快不仅不利于食物在肠道中充分消化吸收，还会让人食之过量、过饱。导致这一现象产生的主要原因我想有可能是一个文化影响的问题，中国的小孩子在吃饭时经常会被家长催促"你怎么吃得这么慢，吃快点"，这种"吃饭要快"的思想有可能与之前社会的生活方式有关。

"重"是指饮食口味过重。中国地大物博，饮食文化也是博大精深，仅根据地域划分就有自成特点的"八大菜系"，煎、炒、烹、炸、焖、熘、熬、炖等特色厨技和五花八门的调味料有机结合，更是创造出一道道不断冲击味蕾的美味佳肴。2010年有相关机构对中国人的饮食状况进行了调查，调查结果显示川菜以51.2%的投票率位居受欢迎菜系之首，其他依次为东北菜、湘菜、鲁菜及粤菜，也是分别有着偏咸、偏辣或偏甜的特点。可以说，多种烹饪技艺和复杂的调味料使中国饮食与烹饪方式简单的日本饮食相比，的确浓重了许多。可是长期食辣会刺激肠胃，高盐、高糖饮食更是引发慢性病的最大"杀手"。

"红"是指食用肉类以红肉为主。相比于鱼虾肉、禽肉等白肉，大部分中国人对猪肉、牛肉、羊肉等

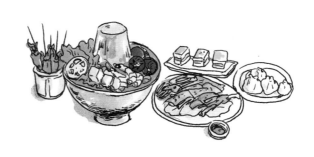

红肉更加钟爱，这主要和我国所处的地理位置和历史因素有关。红肉的过多食用，使得国人摄入饱和脂肪酸与不饱和脂肪酸的比例严重失衡，这也是造成心脑血管疾病等慢性病多发的主要原因之一。

除了以上这些饮食特点外，部分地区的中国人也有爱吃野味的嗜好，而正是这一不良嗜好酿成了2003年全国非典型肺炎的大爆发。食野味的嗜好主要是部分人迷信"吃什么补什么""滋

补进补"等说法，认为只有野生动物才是沾染"天地灵气"的"最佳补品"。在这里要再一次说明，捕杀和食用野生动物是触犯法律的极其严重和恶劣的行为。人类与野生动物共存于天地之间，拥有各自不同的生活环境。人与动物在不同环境下有着适合自己的微生物系统，能与野生动物和谐共存的微生物侵入到人体后很有可能就是致命的。

其实，对待一日三餐的态度应是庄重的，因为我们必须通过饮食来摄入人体所需的基本能量和营养。吃饭应该是一件充满仪式感的事情，我们不能将之视为一种简单的例行公事或是可以凑合的事。饭桌上的每道菜无不饱含着做饭人的智慧，我们需要静下心来慢慢品味天然食材本真的味道。做饭的人认真做，吃饭的人认真吃，这又何尝不是一种幸福呢？

总而言之，我们需要吸取世界上有益的经验，积极发掘我们中华民族传统饮食的精华，克服陋习，建设符合资源禀赋、与国民体质需求相适应的饮食文化，打造适合全面小康社会形势下的城乡居民营养健康食谱、食法，让我们在饮食中体会到生活的甜蜜、家庭的幸福和国家的强盛。在这里我用如此多的文字与大家分享，是期望大家能深切体会：科学的饮食方式能带来健康和幸福，而不良的饮食习惯带来的可能是灾难。

一家人的健康

"精准营养"是我国健康产业发展的趋势，即从个体基因水平入手，量身定制个人的营养方案，达到从根上解决健康问题的目的。虽然在日常生活中没有专业人士的指导，大部分人无法获得这种基因层面的精准定制，但我们完全可以根据自己的特点（年龄、性别、职业等），通过调整饮食习惯和膳食结构来为健康保驾护航。现以一个有传统特点的家庭为例，来介绍不同人群的饮食方案。

一个家庭中的成年男性代表是父亲。父亲一般是家中的顶梁柱，也是工作压力最大、最为忙碌的。他最容易出现"亚健康"状态和由肥胖导致的慢性疾病，饮食问题也最为突出，主要表现为饮食不规律、膳食不均衡。不吃早餐、外出就餐频繁，导致油盐、肉类摄入过多，果蔬、粗粮摄入过少等，这无一不陷入本书所列举的"饮食误区"中。对于成年男性群体，在饮食方面的总体原则是"少脂肪、多膳食纤维、多优质蛋白"，并有以下几点建议：

1. 坚持每日吃一顿营养丰富的早餐，尽量避免晚餐吃得过晚、过饱；

2.在外出就餐、应酬时，有意识地多选择蔬菜、粗粮、鱼虾等食物，不喝或少喝酒；

3.养成每日吃水果和适量坚果的习惯。

一个家庭中的成年女性代表是母亲。母亲算是一个家庭中的"千手观音"，不仅要专注工作，还要兼顾养育孩子、操持家务等各方面。相对于男性群体，女性群体更容易出现情绪不稳定、易衰老等现象，并产生一些生理疾病。对于成年女性群体，建议从抗衰老、增强体质的角度入手，在饮食方面要"多增加微量元素和优质蛋白的摄入"，并提出以下几点建议：

1.吃多种水果和蔬菜，及时补充维生素、矿物质和生理活性物质；

2.晚饭注意量的控制，可以选择银耳莲子羹等易消化、热量低但饱腹感强的汤品适当代替主食；

3.尽量避免含糖饮料、甜品和过多精细粮的摄入；

4.多吃奶制品和豆制品。

一个家庭中的老年人代表是祖父母。相对于中青年人，由于代谢减慢、不当生活习惯累积等原因，老年人或多或少都会患有一些病症。在饮食方面，除部分人群需要遵从医生专门建议外，还建议所有老年人以"清淡、易消化"的均衡饮食为主：

1.少吃油多过腻、过咸、过甜的食物；

2.主食部分要粗细搭配；

3.细嚼慢咽，每餐食不过饱；

4.根据自身情况补充富含钙的食物（奶及奶制品、虾皮、芝麻酱等）。

一个家庭中的少年儿童代表是孩子。孩子的代谢和精力最旺盛，因他们正处于生长发育的关键时期，合理膳食对于他们显得更为重要。合理膳食的关键还是在于"均衡营养"，碳水化合物、脂肪、蛋白质缺一不可，富含维生素、矿物质、膳食纤维的蔬菜、水果也不可或缺。对于"祖国的花朵"，在饮食上有以下几点建议：

1.每天至少饮用300毫升奶（或食用相当量的奶制品）、吃一个蛋；

2.蔬菜、水果不能少，勤变化种类；

3.少食油炸、膨化、味道过重的加工食品和快餐；

4.增加海产品（鱼、虾、海带等）的摄入。

除此之外，还有一个对于不同人群都很重要的饮食关键点，那就是"勤喝水、多喝水"。水乃生命之源，关于水的重要性无须在这里赘述，但"喝水"却常被大家忽视。《中国居民膳食指南（2016）》建议，成年人每天需饮用7～8杯水，即1.5～1.7升水。不知大家是否做到了呢？

面对上述针对不同人群的饮食建议，有人会说每个人的饮食侧重点不同，这可怎么准备一家人的饭菜呢？其实仔细分析这些饮食建议就不难发现，他们都是围绕"均衡膳食""少吃红肉""少油、少盐、少糖""粗细粮搭配"等展开的，只是因每种人群特点各异，有些对于少年儿童更重要，有些对于成年男性更关键。所以在准备一家人饭菜时，完全可以兼顾每个人的饮食特点。

有的人会说，这些建议在理论上很清楚，但不大实用，到底具体该吃什么呢？这里教大家一个小方法。

> 1.按照主食、蔬菜、肉、豆类、菌类、奶、水果、坚果等类目分别列出你尽可能想到（或是喜爱）的食材，要尽可能多列一些；
>
> 2.按照一周七日，每日早、中、晚三餐和加餐列表；
>
> 3.把计划用的食材分别填入一日三餐和加餐中，填入一种食材，就在列表中相应食材处做一个标记，以避免多次重复使用同一种食材。同时，在此步也要综合考虑不同人的饮食特点和是否在家就餐，把某些适宜多吃些的食物放到家人共同进餐的晚上。当然在这里还是建议，若有条件，中午自己带饭是不错的选择。

按照上述方法提前做好计划，对一家人一周的饭菜便可做到心中有数，既能保证营养健康，又可兼顾美味。同时，在制订一周菜谱的过程中，与家人商量喜欢吃的饭菜，又何尝不是一种放松心情、增进家人之间感情的方式呢？

设计一下你的一周菜谱吧。

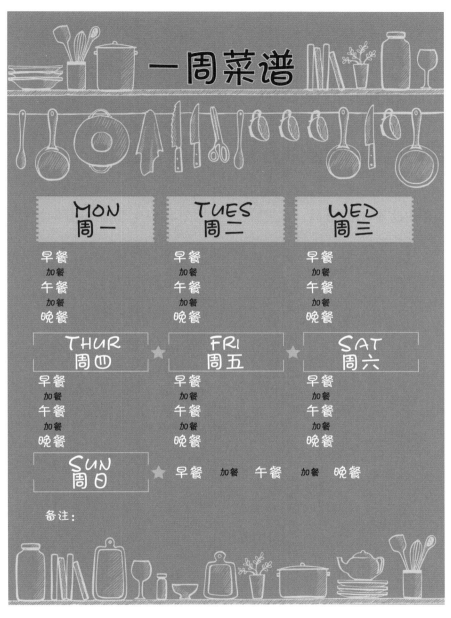

扫码下载更多电子菜谱模板

后记：营养给你力量、智慧和健康

在这本书的最后，我把北京大学公共卫生学院马冠生教授的"（饮食）营养给你力量、智慧和健康"这句话送给读者，相信通过阅读本书，大家对这句话也会有更加深刻的理解。

我真切地希望在抗击新冠肺炎疫情的艰困日子里和之后很可能会较长期存在的"后疫情时代"，可以用这种形式的分享，让大家进一步树立合理饮食的理念，进而进行合理饮食的行动。2020年，国家食物与营养咨询委员会肩负着研究编制《中国食物与营养发展纲要（2021—2035年）》的光荣使命。据相关专家测算，到2035年全国粮食总需求达到1.8万亿斤（1斤=0.5千克）。但当前我国的食物与营养发展还存在着食物供给体系质量效率亟待提高、居民膳食结构不合理、食品消费市场不尽规范等短板和弱项。即将编制出台的新纲要将进一步优化居民膳食结构，更好地满足全面小康社会人民群众对食物与营养的新需求。在这里也十分期待大家更加关心、支持、帮助我们的工作，我们将努力编制出一部高水平、高质量、符合时代特色的新纲要。

饮食如何影响人的健康，对科研人员而言，还有大量的未解之处，需要更深入和系统地探索；对老百姓来说，这更是一个彻底改变固有饮食观念进而如何去实践的问题。

人体并不是一座自给自足的孤岛，它更像一个复杂的生态系统，一个庞大的社会家庭。在我们身体内，住着数以万亿计的细菌和其他微生物。它们寄生在我们的皮肤、生殖器、口腔等部位，特别是在肠道中，与我们共生的细菌数量是人体细胞的 10 倍。研究已证实，饮食结构和饮食量可以改变一个人肠道中菌群的种类与数量。例如母乳喂养儿童相比于人工喂养儿童，其体内含有更多有益的乳酸杆菌与双歧杆菌。高脂肪饮食方式会破坏原有肠道菌群的平衡，使参与脂肪代谢的肠道菌群受到干扰，阻碍脂肪代谢正常进行，进而易导致肥胖，如此恶性循环并引发糖尿病、心脑血管疾病等慢性病。另外，精神性疾病、特异性疾病等越来越多的疾病也被发现与肠道菌群失衡有关[65]。

2010 年，据欧洲科学家的统计数据结果显示，人体消化系统中细菌基因数目是 330 万个，是人类基因数量的 150 倍。这些基因的功能分别是什么？作用又是什么呢？科学家们还不能一一破解。但科学研究已经明确了一点，就是细菌基因的变异对人类个体的命运、健康、行为造成的影响，远大于我们自身的基因改变。科学家正在思考，掌控我们人体命运的到底是我们自己，还是那些与我们共生的细菌？当前，抗生素以及其他各种药物的滥用、食品添加剂的违法添加、农药残留、不良饮食习惯以及工作和生活压力导致的紧张焦虑情绪等都会破坏体内尤其是肠道微生物群的动态平衡，进而直接或间接通过影响饮食的方式来影响人体器官功能，最终导致各种各样的生理和心理疾病的发生。可以讲，弄清楚饮食如何影响健康，科学家任重道远。我们中国农业科学院的专家们将不辱使命，我们国家食物营养科技行业的专家们也更将不辱使命。

作为普通老百姓，大多数人对"饮食如何影响人的健康"这一问题虽然完全没有必要像科学家那样去进行系统性的研究，但我们需要知道什么样的饮食方式是健康合理的，应该如何去做，并确实按照正确的方法付之于行动。在"一个健康饮食的案例"中我提到，与日本人"杂、少、慢、鲜、白"的饮食特点相比，我们大部分中国人则是"单、多、快、重、红"。"病从口入"这句话已经被科学和实践证实。饮食是维持人体生命的必需物质，但是饮食不当，则又会成为诱发疾病的重要原因。医学研究早已表明，70%的慢性病是吃出来的，许多健康问题都可以通过平时的营养保健来解决。

我们吃饭不仅是为了简单充饥或是解馋，更重要的是为了保证身体正常发育和强健体魄。我认为现在许多人之所以仍旧坚守着错误饮食观念的原因，一是从思想上并没有真正了解或认识到合理膳食对健康的重要性；二是人们不知道通过怎样的方法途径来改善饮食结构。对于这两个问题的解决办法，我想更多的是要靠政府相关机构配合多种媒体手段和采用灵活多样的方式，对社会不同领域和不同年龄段人群进行科普宣传来解决，在这方面我们依旧还有许多工作需要去做。另外，在对待吃饭这件事情上，大部分人还是停留在味道要好的层面。的确，美味可口的饭菜谁都喜爱，但在追求美味可口的同时，还要尽量避开多个煎、炒、烹、炸的步骤和调味品的堆积，它们不仅使天然食材的营养严重流失，还破坏了食材本身的味道。此外，忙碌的工作和生活节奏也让更多现代人把吃饭当成了一种负担。"生活紧张、工作忙"是大多数现代人的特点，但是认真努力工作和健康饮食本就不冲突，"没时间""我很忙"只是一个借口。我们只要肯动脑筋、合理安排时间，照样可以拥有健康的饮食，让你做到事业与健康双赢。记住，没有健康就没有一切。

未来的健康不应该仅靠医疗，更主要的是靠食养、靠预防。我们要转变思维模式，即实现治病到养病的转变，提高自身的自愈力、免疫力。也可以讲，以治病为中心的旧时代已经过去，以人民健康为中心的新时代已经来临。未来医生必须会开两张处方，一张是针对病情的药方，另一张是膳食营养处方。

好好吃饭、会吃饭能把我们挡在去医院的路上。营养健康产业将如朝阳东升，护佑着人类。

我们要腾出一点时间学习健康知识，把饮食健康之勺掌握在自己手上。每个人都是自己健康的第一责任人，每个人都是自己最好的医生，不要把自己交给医生，医生只是你的助手。

吃是一门学问，人需要饮食，更需要健康饮食。坚持科学饮食，以及保持良好心态和合理运动，增强、保持身体强大的免疫功能，是防治疾病的法宝和行动方略。

习近平总书记在 2016 年的全国卫生与健康大会上强调，把人民健康放在优先发展的战略地位。党的十九大报告指出，人民健康是民族昌盛和国家富强的重要标志。只有大家都身心健康，我们的社会才能高效运转，中华民族才能日益繁盛，我们伟大的祖国才能更加强大，华夏儿女才能更加幸福美满！

陈芳山

2020 年 3 月 1 日

参考文献

［1］ GBD 2017 diet collaboraters. Health effects of dietary risks in 195 countries，1990 - 2017：a systematic analysis for the Global Burden of Disease Study 2017［J］. Lancet，2019，393（10184）：1 958-1 972.

［2］ 陈国崇. 膳食与2型糖尿病风险的前瞻性队列研究［D］，苏州：苏州大学，2018.

［3］ Zhang X，Zhang M，Zhao Z，et al. Geographic variation in prevalence of adult obesity in China: results from the 2013-2014 national chronic disease and risk factor surveillance［J］. Annals of internal medicine，2020，172（4）：291-293.

［4］ NCD risk factor collaboration(NCD-Risc). Trends in adult body-mass index in 200 countries from 1975 to 2014: a pooled analysis of 1698 population-based measurement studies with 19.2 million participants［J］. Lancet ，2016，387(10026): 1 377-1 396.

［5］ Buck Louis G，Damstra T，DíazBarriga F，et al. Principles for evaluating health risks in children associated with exposure to chemicals［R］. Geneva: World Health Organization，1992.

［6］ 殷召雪. 膳食模式与老年人认知功能的关系研究［D］. 北京：中国疾病预防控制中心，2018.

［7］ 久牧. 均衡营养，拒绝"隐性饥饿"［J］. 中国食品药品监管，2015（12）：67-72.

［8］ 张莹，刘树芳. 微量元素锌与人体健康［J］. 科技资讯，2019，17（5）：253-254.

［9］ 傅天华. 智力元素——碘［J］. 微量元素与健康研究，2019，36（3）：71-72.

［10］林晓燕，李云芳，朱云霞.伴有呼吸道感染症状或健康婴幼儿维生素 A 营养状况与其贫血的关系［J］.中国妇幼保健，2020，35（6）：1 051-1 053.

［11］Simopoulos A P. An increase in the omega-6/omega-3 fatty acid ratio increases the risk for obesity［J］.Nutrients, 2016, 8（3）: 128-145.

［12］Marik P E, Varon J. Omega-3 dietary supplements and the risk of cardiovascular events: a systematic review［J］. Clinical Cardiology, 2009, 32（7）: 365-372.

［13］Abnet C C, Gorlery D A, Freedman N D, et al. Diet and upper gastrointestinal malignancies［J］. Gastroenterology, 2015, 148（6）: 1 234-1 243.

［14］Raei N, Behrouz B, Zahri S, et al. *Helicobacter pylori* infection and dietary factors act synergistically to promote gastric cancer［J］. Asian Pacific Journal of Cancer Prevention, 2016, 17（3）: 917-921.

［15］Fyfe I. High-salt diet promotes Alzheimer disease-like changes［J］. Nature Reviews Neurology, 2020, 16（1）: 2-3.

［16］Ziauddeen H, Farooqi I S, Fletcher P C. Obesity and the brain: how convincing the addiction model?［J］. Nature Reviews Neuroscience, 2012, 13（4）: 279-286.

［17］Malik V S, Li Y, Pan A, et al. Long-term consumption of sugar sweetened and artificially sweetened beverages and risk of mortality in US adults［J］. Circulation, 2019, 139（18）: 2 113-2 115.

［18］Goncalves M D, Lu C, Tutnauer J, et al. High-fructose corn syrup enhances intestinal tumor growth in mice［J］. Sciences, 2019, 363（6433）: 1 345-1 349.

［19］Innes J K, Calder P C. Omega-6 fatty acids and inflammation［J］. Prostaglandins, Leukotrienes and Essential Fatty Acids, 2018, 132: 41-48.

［20］Smith-Warner S A, Spiegelman D, Adami H O, et al. Types of dietary fat and breast cancer: a pooled analysis of cohort studies［J］. International Journal of Cancer, 2001, 92（5）: 767-774.

［21］Hu F B, Stampfer M J, Manson J E, et al. Dietary fat intake and the risk of coronary heart disease in women［J］. New England Journal of Medicine,

1997，337（21）：1 491-1 499.

［22］Ascherio A, Rimm E B, Giovannucci E L, et al. Dietary fat and risk of coronary heart disease in men：cohort follow up study in the United States［J］. British Medical Journal, 1996, 313（7049）：84-90.

［23］Uauy R, Aro A, Clarke R, et al. WHO scientific update on trans fatty acids: summary and conclusions［J］.European Journal of Clinical Nutrition, 2009, 63：S68-S75.

［24］Mozaffarian D, Clarke R. Quantitative effects on cardiovascular risk factors and coronary heart disease risk of replacing partially hydrogenated vegetable oils with other fats and oils［J］. European Journal of Clinical Nutrition, 2009, 63：S22-S33.

［25］刘登勇，魏法山，高娜.红肉、加工肉摄入与人类健康关系的研究进展［J］.肉类研究，2015，29（12）：29-34.

［26］Zheng Y, Li Y, Satija A, et al. Association of changes in red meat consumption with total and cause specific mortality among US women and men: two prospective cohort studies［J］. British Medical Journal, 2019, 365：I2110. doi：10.1136/bmj.I2110.

［27］Nanri A, Mizoue T, Noda M, et al. Fish intake and type 2 diabetes in Japanese men and women：the Japan Public Health Center-based prospective study［J］, American Journal of Clinical Nutrition, 2011, 94：884-891.

［28］Patel P S, Sharp S J, Luben R N, et al. Association between type of dietary fish and seafood intake and the risk of incident type 2 Diabetes［J］, diabetes Care, 2009, 32（10）：1 857-1 863.

［29］Pittas A G, Lau J, Hu F B, et al. The role of vitamin D and calcium in type 2 diabetes. A systematic review and meta-analysis［J］. Journal of Clinical Endocrinology and Metabolism, 2007, 92（6）：2 017-2 029.

［30］Salmerón J, Hu F B, Manson J E, et al. Dietary fat intake and risk of type 2 diabetes in women［J］. American Journal of Clinical Nutrition, 2001, 73（6）：1 019-1 026.

［31］世界卫生组织.关于食用红肉和加工肉制品致癌性的常见回答［EB/

OL］.（2015-10）［2020-4-23］. https：//www.who.int/features/qa/cancer-red-meat/zh/.

［32］Cross A J, Leitzmann M F, Gail M H, et al. A prospective study of red and processed meat intake in relation to cancer risk［J］. Plos Medicine, 2007, 4（12）：1 973-1 984.

［33］Gu M J, Huang Q C, Bao C Z, et al. Attributable causes of colorectal cancer in China［J］. BMC Cancer, 2018, 18（1）：38, doi: 10.1186/s12885-017-3968-z.

［34］Mafra D, Borges N A, Cardozo L F M F, et al. Red meat intake in chronic kidney disease patients：two sides of the coin［J］. Nutrition, 2018, 46：26-32.

［35］彭家宣，郭秀兰，侯彩云，等.红肉中血红素的肠道致癌作用机理与预防措施的研究进展［J］.食品工业科技，2019，40（8）：356-360, 367.

［36］Skog K, Steineck G, Augustsson K, et al. Effect of cooking temperature on the formation of heterocyclic amines in fried meat products and pan residues［J］. Carcinogenesis. 1995, 16（4）：861-867.

［37］Jiang H, Tang Y, Garg H K, et al. Concentration-and stage-specific effects of nitrite on colon cancer cell lines［J］. Nitric Oxide Biology and Chemistry, 2012, 26（4）：267-273.

［38］Jedrychowski W, Maugeri V, Popiela T, et al.Case-control study on beneficial effect of regular consumption of apples on colorectal cancer risk in a population with relatively low intake of fruits and vegetables［J］. European Journal of Cancer Prevention, 2010, 19（1）：42-47.

［39］Vissers M C, Carr A C, Pullar J M, et al. The bioavailability of vitamin C from kiwifruit［J］. Advances in Food and Nutrition Research, 2013, 68：125-147.

［40］Singh B, Singh J P, Kaur A, et al. Bioactive compounds in banana and their associated health benefits-a review［J］. Food Chemistry, 2016, 206：1-11.

［41］Du H, Li L, Bennett D, et al. Fresh fruit consumption and major cardiovascular diseases in China［J］. New England Journal of Medicine, 2016, 374（14）：

1 332-1 343.

[42] Pal S, Ellis V, Dhaliwal S. Effects of whey protein isolate on body composition, lipids, insulin and glucose in overweight and obese individuals [J]. British Journal of Nutrition, 2010, 104 (5): 716-723.

[43] Sousa G T, Lira F S, Rosa J C, et al. Dietary whey protein lessens several risk factors for metabolic diseases: a review [J]. Lipids in Health and Disease, 2012, 11: 67. doi: 10.1186/1476-511X-11-67.

[44] Korhonen H, Marnila P, Gill H S, et al. Milk immunoglobulins and complement factors [J]. British Journal of Nutrition, 2000, 84 (S1): S75-S80.

[45] Lindmark-Månsson H, Åkesson B. Antioxidative factors in milk [J]. British Journal of Nutrition, 2000, 84 (S1): S103-S110.

[46] Willett W C, Ludwig D S. Milk and health [J], New England Journal of Medicine, 2020, 382 (7): 644-654.

[47] 韩立德, 盖钧镒, 张文明. 大豆营养成分研究现状 [J]. 种子, 2003 (5): 58-60.

[48] 王继亮, 程芳艳, 蒋红鑫, 等. 大豆功能性成分研究及育种进展 [J]. 现代化农业, 2019 (7): 7-9.

[49] Ma L, Liu G, Ding M, et al. Isoflavone intake and the risk of coronary heart disease in US men and women: result from 3 prospective cohort studies [J]. Circulation, 2020, 141 (14): 1 127-1 137.

[50] 王立红, 刘家亨, 马力, 等. 大豆碳水化合物结构功能的研究进展 [J]. 大豆科学, 2015, 34 (4): 703-711.

[51] 张倩芝. 红外光谱法快速鉴别食用豆类的主要营养成分 [J]. 食品科技, 2013, 38 (2): 285-287, 295.

[52] 唐清, 章聿玺, 曹珺, 等. 油性坚果的定义与开发 [J]. 粮食与油脂, 2015, 28 (9): 10-13.

[53] Zong G, Liu G, Willett W C, et al. Associations between linoleic acid intake and incident type 2 diabetes among U.S. men and women [J]. Diabetes Care, 2019, 42 (8): 1 406-1 413.

［54］杨月欣.中国食物成分表:标准版:第一册［M］.6版.北京：北京大学
　　　医学出版社，2018.

［55］丁文平.小麦加工过程中营养损失与强化［J］.农产品加工，2011（3）：
　　　16-17.

［56］韩粉丽，韩飞，范柳萍.全麦糙米营养成分及其与慢性病关系的研究进
　　　展［J］.食品安全质量检测学报，2017，8（8）：3 022-3 028.

［57］Liu R H. Whole grain phytochemicals and health［J］. Journal of Cereal
　　　Science，2007，46（3）：207-219.

［58］Mellen P B，Walsh T F，Herrington D M. Whole grain intake and
　　　cardiovascular disease：a meta-analysis［J］. Nutrition，Metabolism and
　　　Cardiovascular Diseases，2008，18（4）：283-290.

［59］边媛媛.小麦麸皮多酚化合物抗氧化活性研究［D］.无锡：江南大学，
　　　2015.

［60］嵇海华，孟轩夷，高金燕.小麦、水稻和玉米胚芽的营养功能及胚芽食
　　　品的研究进展［J］.食品工业科技，2018，39（4）：318-323.

［61］Jenkins D J，Kendall C W，Augustin L S，et al. Effect of wheat bran on
　　　glycemic control and risk factors for cardiovascular disease in type 2 diabetes
　　　［J］. Diabetes Care，2002，25（9）：1 522-1 528.

［62］Punder K，Pruimboom L.The dietary intake of wheat and other cereal grains and
　　　their role in inflammation［J］. Nutrients 2013，5（3）：771-787.

［63］章洁琼，邹军，卢扬，等.不同荞麦品种主要功能成分分析及评价［J］.
　　　种子，2020，39（2）：107-112，117.

［64］陈海震，黄晶.酒精性肝病进展中的抗氧化剂［J］.临床肝胆病杂志，
　　　2019，35（12）：2 817-2 819.

［65］徐弘君，王新明，肖林，等.人类与肠道微生物的共生关系［J］.生物
　　　产业技术，2016（5）：73-76.